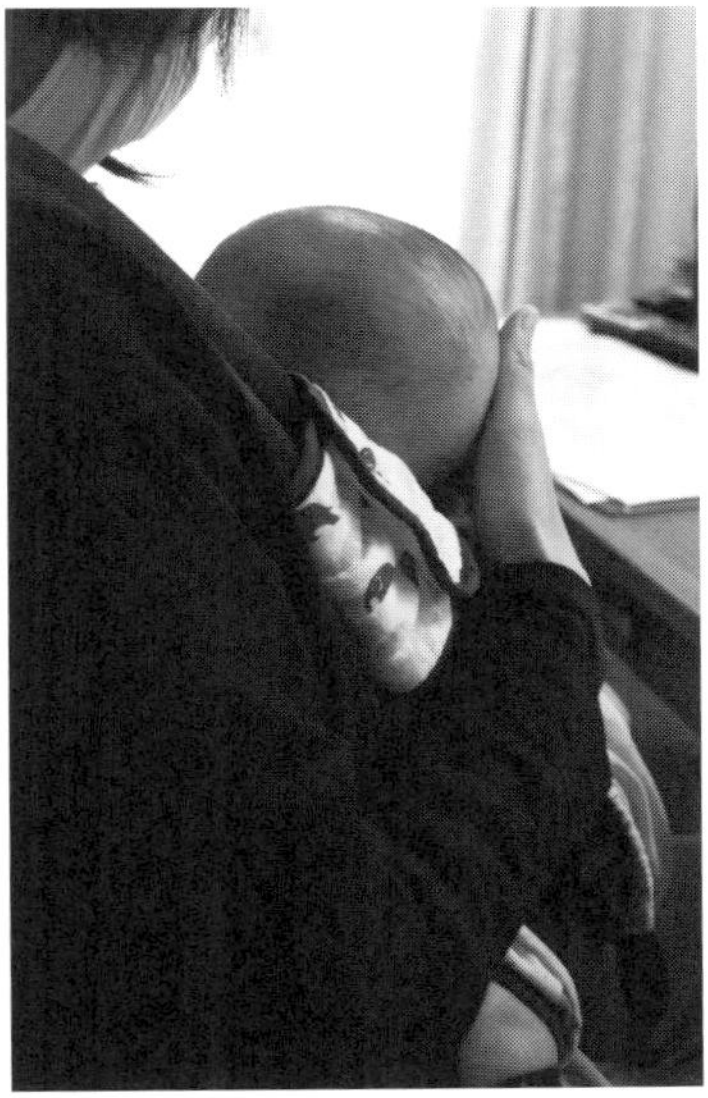

次男を抱っこする大阪府の麻衣さん
（仮名。2022年5月撮影、毎日新聞社提供）

でしたね。こうして抱っこしていると温かくて。元気にしている姿を見ると、本当に良かったなって思うんです」

湊君に抱いた感情は、それだけではなかった。

麻衣さんは椅子に腰掛け、茶色い木目のテーブルに1枚の紙を差し出した。そこには、妊娠中にある検査結果を知らされた時の心境が綴られていた。

「思い出すと泣けてくる。

元気に育っていると言われた赤ちゃんを、よくわからないまま自分で結論づけて死なせてしまおうとしていたその行為がおそろしい。なんていうことをしようとしていたんだろうと罪悪感が高まって胸が苦しかった。」

麻衣さんが受けた検査は、お腹の赤ちゃんの病気の有無を調べるNIPT（新型出生《しゅっせい》

はじめに

2022年5月、記者が大阪府郊外のバス停に降り立つと、今にも雨が降りそうな、薄暗い曇り空だった。緑色の葉っぱが生い茂る街路樹の間を通り抜けて、マンションに向かう。駐輪場には、子ども用の自転車が何台も並んでいた。

インターフォンを鳴らすと、麻衣さん（仮名）が「どうぞ」とドアを開けて、招き入れた。居間には、おままごとセットの台所やブロックなどおもちゃが置かれ、壁には額に入った子どもの写真が飾られている。

麻衣さんは生後5カ月の次男・湊君（仮名）を抱っこひもで抱えて、ゆっくり揺らしてあやしていた。湊君は時折、「あー」と声を出し、ふっくらとした手足をばたつかせる。記者が構えた一眼レフカメラを興味津々に見つめ、手を伸ばしてつかんだ。そして、つぶらな瞳でにっこり笑う。

麻衣さんは、髪の毛の生えそろっていない湊君の頭を、やさしくなでた。

「出産して初めて顔を見たときに、元気で会えてうれしいなという気持ち……それだけ

出生前検査
を
考えたら読む本

毎日新聞取材班

新潮社

前検査《ぜん》）。麻衣さんは、検査の結果に動揺し、大学病院で中絶手術を申し込んだ。幸いにも、機転を利かした医師によって救われたのだった――。

ＮＩＰＴは妊婦の血液を採取して、その中に含まれる赤ちゃんのＤＮＡ（デオキシリボ核酸）の断片を分析する仕組みだ。ヒトのＤＮＡの解析技術が向上したことで実用化され、日本では２０１３年に本格的に始まった。

そんなＮＩＰＴを取材する中で、大学病院の医師から「よそのクリニックでＮＩＰＴを受けた妊婦が、『陽性が出た』とパニックになって、ここに駆け込んで来ることがある。大問題なんだよ」と聞かされた。ＮＩＰＴはこれまで、大学病院などで実施されてきたが、最近ではお産と無縁の美容皮膚科や内科のクリニックなどにも広まっている。こうしたクリニックで検査を受けて陽性となったときに、十分なフォローがなく、戸惑いながら大学病院を受診するケースがあるというのだ。

こうした事例は、その一部が学会で報告されていたものの、公的な統計はなく、一般にはあまり知られていなかった。私たちは手掛かりをつかむため、まずは、陽性となった妊婦の駆け込み寺となりうる大学病院や国立病院に取材を申し込むことにした。まだ新型コロナウイルス感染症への対策が強化されていた時期で、多くの病院は、院内感染を防ぐために部外者の立ち入りを制限していた。記者も例外ではなく、取材のアポを取ることすら一苦労だった。

それでも、私たちの取材趣旨に理解を示した医師や遺伝カウンセラーが、診療の合間を縫って会ってくれた。そして、自院で経験したケースを告白し始めた。

「他のクリニックでＮＩＰＴを受けて陽性となった方が、相談しにきた。本当は偽陽性《ぎようせい》（本来は陰性と出るべきなのに、陽性と出ること）の可能性があったが、その方は動揺していたため、調べ直さずに中絶してしまった」

「美容皮膚科クリニックのＮＩＰＴでは、日常生活にほとんど支障が出ないような染色体の変化まで調べている。そうした項目でも陽性となれば、夫婦は非常にショックを受けて、産むかどうか迷っている」

「ＮＩＰＴは本来、偽陰性が極めて少ないはずだ。しかし、あるクリニックでＮＩＰＴを受けた方に限って、立て続けに偽陰性が出た。検査のあり方に何らかの問題があるのではないか」


私たちが取材で聞き取ったケースの一部だ。これらの状況に置かれた夫婦が心理的に衝撃を受け、悩んだことはたやすく想像できる。駆け込み寺となる医療機関にとっても、対応が難しい場合があるのだろう。

一方で、「どうして、産科以外のクリニックで検査を受けようと思ったのだろうか。陽性となったら、どういうことに困るのだろうか」と、疑問もわいてきた。

こうした疑問を解き明かし、検査の背景にある課題を記事で示すためには、検査を利用したカップルに話を聞かなければいけない。とはいえ、カップルにとって、中絶につながる検査で陽性となったときのことを思い返すのは心理的に辛い。取材を断られ続ける中で、ようやく協力を得られたのが、冒頭に登場した麻衣さんだった。

出生前検査で陽性となった先に、何が待ち受けているのか。

科学技術の発展とともに、検査項目を拡大し続ける出生前検査は、カップルに何をもたらすのか。

私たちはまず、検査の利用者を訪ね歩く取材を始めた。

出生前検査を考えたら読む本

目次

出生前検査を考えたら読む本

第1章

「耐えられない」陽性の結果

時計を見ると、午前11時に近付いていた。麻衣さん（35歳）は息を切らしながら、急ぎ足で歩いた。

「どうしよう……。受付に間に合わないかもしれない」

2021年5月7日、ゴールデンウィークの谷間の金曜日だった。曇り空の下、阪急電鉄高槻市駅前の通りは、閑散としている。

高槻市は、大阪市と京都市のちょうど中間にあるベッドタウンだ。駅前は、朝夕になるとサラリーマンや学生でごった返し、昼間も買い物客でにぎわう。しかし、この時はうってかわって静かだった。

当時、大阪府内では、新型コロナウイルス感染症の患者数が増えて、流行の「第4波」に見舞われていた。政府は感染の拡大を食い止めるため、府内全域に3度目の緊急事態宣言を発出し、府民に対して、医療機関への通院や食料の買い出しを除いて、外出をできるだけ自粛するよう要請した。仕事はテレワーク、大学の授業はオンラインの活用を推奨し、「ステイホーム」が叫ばれた時期だった。

麻衣さんはマスクを着け、駅の北側にそびえる大阪医科薬科大学病院に向かっていた。

「早く終わらせよう」

麻衣さんの頭の中で、同じ言葉がぐるぐると回り続けている。焦燥感に駆り立てられるように、ベージュ色の病棟に入っていった。

外来受付の終了間際だった。麻衣さんは手続きを済ませて、産科の診察室の前でしばらく待った。ここを受診するのは初めてだ。名前を呼ばれてドアを開けると、中はこざっぱりとした診察室だった。テーブル脇の椅子に、想像していたよりも若い女性医師が腰掛けていた。

麻衣さんは対面に座り、言葉少なに用件を伝えた。

「中絶を希望しています」

麻衣さんは妊娠11週（妊娠3カ月）だった。まだお腹の膨らみは小さく、服を着ていると、妊婦とは気付かれない。それでも、お腹の中ではすくすくと、新しい命が育ち始めている。鞄の中には、妊娠がわかった後に、自治体から受け取ったばかりの母子手帳が入っていた。

女性医師は、麻衣さんの沈んだ表情に何か察したのだろうか。出産をあきらめる理由を尋ねることをせず、あれこれと事情を詮索することもなかった。

診察室に重い空気が漂う。女性医師は話題を変えた。

「それでは、赤ちゃんを見ましょうか」

女性医師は立ち上がり、麻衣さんを別の部屋へ案内した。

麻衣さんは超音波（エコー）検査を受けるため、検診用の椅子に座った。この検査は、装置から超音波を発信し、体の中からはね返ってきたものを受信して映像化し、お腹の中の様子を確認するものだ。

椅子の周りは、クリーム色のカーテンに囲まれていた。カーテンの外では、女性医師が端末を操作しているようだった。

「赤ちゃん元気ですね」

女性医師はそう語り掛けた。

「見られますか？」

女性医師の横には、エコー検査のモニター画面があった。麻衣さんは急に胸が苦しくなった。

「いいです」

辛うじて声を振り絞った。おそらくモニター画面には胎児が映っていたのだろう。麻衣さんは直視することができなかった。

エコー検査を終えて、2人は診察室に戻った。女性医師はテーブルにつき、中絶手術の方法を具体的に説明し始めた。麻衣さんはその話を聞きながら、「このまま黙っていていいのかな」と迷っていた。次第にこらえきれなくなり、涙が頬を伝い落ちた。

「実は検査を受けたんです」

麻衣さんは、別の医療機関で「ＮＩＰＴ（新型出生前検査）」を受けたことを、女性医師に打ち明けた。NIPTは、お腹の赤ちゃんに生まれつきの病気があるかどうかを調べる出生前検査の一種だ。麻衣さんの結果は「陽性」だった。

NIPTの結果は100%正しいわけではなく、間違っていることもある。NIPTよりも精度が高くて、確定的な結果が得られる別の検査で調べ直すことが一般的だ。麻衣さんはそこまで進んでいなかった。

それでも中絶手術を希望すると、麻衣さんは言葉を重ねた。

「この状況に耐えられないんです」

ただ、苦しみから逃れたい一心だった。

今の医学でわかるもの、全部知りたい

麻衣さんは、大阪府郊外のマンションで、夫の直樹さん（36歳、仮名）、長男（5歳）、長女（2歳）と暮らしていた。夫婦共に公務員で、堅実な生活を送ってきた。

2021年3月下旬、第3子の妊娠に気付いた。すると、これまでの妊娠では感じたことのないような不安に襲われた。子どもを出産する時点で、麻衣さんは36歳になっている。出産年齢が高くなると、生まれた子どもの健康に影響が出ることがあると、漠然と知っていた。

悔やまれることもあった。

麻衣さんは、長男と長女を妊娠した際には、ビタミンの一種である「葉酸《ようさん》」の入ったサプリメント（栄養補助食品）を、欠かさず飲んでいた。妊娠1カ月以上前から女性が適量の葉酸を取っていると、お腹の赤ちゃん（胎児）の神経管がきちんと形成されないという障害の発症リスクを減らすことができるとされている。この神経管は、脳や脊髄のもとになる、極めて重要な器官だ。そのため、産科医らが集まって作った日本産科婦人科学会の診療ガイドラインでも、妊娠前からの葉酸補充が推奨されている。

ところが、麻衣さんは第3子の妊娠がわかったときに、葉酸のサプリメントを飲むことを忘れていた。

「お腹の子は大丈夫だろうか」

心配が積み重なった。


麻衣さんはインターネットのグーグル検索で、妊娠中にできる検査を調べた。すると、検索結果の画面で、一番上にＮＩＰＴを紹介するクリニックのホームページが表示された。

人の体には約60兆個（約37兆個の試算もある）の細胞がある。その細胞一つずつに、人体の設計図である染色体が、23対《つい》46本ある。この染色体の本数が1本多かったり、一部が欠けていたりすると、先天的にさまざまな症状が出ることがある。

染色体は、細長い糸状のＤＮＡからできている。妊娠中の女性の血液には、ほんのわずかながら、胎児由来のＤＮＡの断片が漂っているのだ。ＮＩＰＴでは、妊婦から採血して、このＤＮＡの断片を分析し、胎児の染色体に変化がないか調べている。

クリニックはＮＩＰＴに特化して営業しており、平易な言葉でわかりやすくＮＩＰＴについて書いていた。さらに興味を引かれたのは、検査項目の多さだ。このクリニックは、全ての染色体の本数の違いに加えて、染色体の一部が欠けている、重複しているといった微小な変化も調べられると、宣伝していた。

麻衣さんは、長男と長女を妊娠した際には、それほど大きな不安もなかったため、出生前検査を受けることは頭になかった。しかし今回は、少しでも不安を払拭するために、ＮＩＰＴを受けてみようと考えた。

麻衣さんは念のため、自宅から比較的近い場所にある別の病院のウェブサイトも見てみた。その病院は、ＮＩＰＴで３項目しか調べていなかった。

「今の医学でわかるものは、全部知っておいたほうが安心かな」

夫婦で話し合い、最初にホームページを見たクリニックを予約した。最も検査項目が多いプランは、20万円以上もかかり、決して費用は安くない。

「子どもを授かるために、不妊治療で何百万円もかけている人もいる。その金額に比べたら、安いものだ」

そう自分を納得させた。

4月下旬、妊娠10週の麻衣さんは1人で、JR大阪駅近くの歩道を歩いていた。オフィスビルや百貨店が立ち並ぶ、大通り沿いの一等地だ。

目指すクリニックは、雑居ビルの一室にあった。麻衣さんがエレベーターを降りて、薄暗い廊下を進むと、クリニックの看板が目に入った。部屋の中をのぞくと、蛍光灯の明かりがまぶしく、床には灰色のカーペットが敷き詰められている。奥には、簡易に間仕切りされた小部屋が見える。さながら一般企業のオフィスのような雰囲気だった。

麻衣さんが受付のスタッフに声をかけると、奥の小部屋に通された。中は広さ1畳ほどで、ここが診察室だった。

「これを見ておいてください」

スタッフはそう言って、米アップル社製のタブレット「iPad」を手渡した。画面には、NIPTの簡単な説明動画が流れている。さらに資料を示して、どの検査プランがいいか考えておくよう、伝えた。

麻衣さんはそれから数十分間、動画を見ながら待った。ようやく50歳前後の男性医師が入ってきた。麻衣さんの年齢を確認すると、明るい調子で説明した。

「ここに来る人は34歳、35歳が多いんだよ。35歳を超えると、陽性になる確率が上がるけど、そんなに急に上がるわけではないからね」

麻衣さんは、調べる項目が最も多い検査プランを希望した。

「それでいいと思います」

男性医師はそう返したものの、検査で調べる項目について、一つ一つ説明をすることはなかった。緊張気味だった麻衣さんに、

「安心していいよ」

と声をかけ、部屋を出た。

麻衣さんは、男性医師の軽い調子が心に引っかかった。

「検査を受けた人のほとんどが陰性だから、変に不安をあおられるよりいいかな」

そんなことを考えているうちに、看護師が小部屋に入ってきた。麻衣さんの腕から注射器でさっと採血すると、あっという間に終わった。代金は、検査結果を通常よりも早く受け取れるオプションも付けて、約30万円になった。

後に、記者はクリニックのウェブサイトで、この男性医師のプロフィールを確認した。資格の欄には「産業医」「健康スポーツ医」の二つが記載されていたが、産科に関連するものは見当たらない。念のため、日本産科婦人科学会がウェブサイトに掲載している「産婦人科専門医」のリストも確認したが、男性医師の名前はなかった。

「陽性：検出されました」


5月1日。麻衣さんの携帯に、クリニックから電話がかかってきた。

「結果が出ているので、確認してください」

麻衣さんはすぐに、居間のテーブルでノートパソコンを起動した。クリニックの利用者専用のウェブサイトから検査結果のPDFファイルをダウンロードして、開いた。大きな文字が目に飛び込んだ。


「陽性：検出されました」


全身の力が抜けるようだった。

「ああ……だめだったんだ……」

検査結果のレポートには「8番染色体部分重複の疑い　特定部位は8p23.2-p23.1」と記載されていた。見慣れない専門用語で、麻衣さんは意味がわからなかった。4月にクリニックを受診した際にも、8番染色体について説明を聞いた記憶はなかった。

この書面の隅には、「検査所見」という欄があった。


「8番常染色体に部分重複が検出されました。NIPT検査は、非確定的な遺伝子検査

です。確定診断のため、羊水検査の上マイクロアレイ（筆者注：染色体検査）を行うことを強くお勧めします」

この検査結果は確定的なものではないので、もっと精度の高い検査で調べ直すことを推奨していた。書面には、８番染色体部分重複でどういう症状が出るのか、といった医学的な説明は記載されていなかった。

麻衣さんは再びインターネットに手がかりを求めた。検索すると、難病を解説する専門的なウェブサイトで、「8p23.1 重複症候群」という珍しい疾患を見つけた。

「8p23.1 重複症候群（8p23.1 duplication syndrome）は、８番染色体短腕の部分重複に起因するまれな染色体異常症候群であり、極めて多様な表現型を示すが、主な特徴としては、軽度から中等度の発達遅滞、知的障害、軽度の特異顔貌（前額突出、アーチ状の眉毛、幅広い鼻梁、上向きの鼻孔、口唇裂や口蓋裂など）、先天性心疾患（例、房室中隔欠損）などがある。その他、大頭症、行動障害（例、注意欠如症）、痙攣発作、筋緊張低下、眼球異常、手指異常（多指症／合指症）が報告されている」（Orphanet Japan のウェブサイトより）

つまりは、染色体の重複が原因となって、知的な面でも、身体的な面でも「極めて多様な」症状が出る、という意味だ。

麻衣さんは頭を抱えてしまった。専門用語が並んでいるため、ただでさえ理解するのが難しい。何度も読んで理解したところで、実際にどういう症状が出るのかもいま一つはっきりしない。どう受け止めていいのかわからなかった。

「症状が軽いこともあれば、重いこともあるということなのかな。なんだか、難しい病気が出てしまった」

当惑しながら、近くにいた直樹さんに声をかけた。

「陽性やったわ」

すると、直樹さんは検査結果のレポートに「男児」と性別が記載されているのを見て、

「男の子か。名前はどうしようかな」

とつぶやいた。予想外の反応だった。直樹さんはあまり先天的な病気を重く受け止めてはいないようで、麻衣さんは「意味がわかっているのかな」と思いながら、説明を加えた。

「カウンセリングで説明を聞けるから予約してみるね。どういうことかは、一度聞いてみないとわからないから」

その2日後、麻衣さんと直樹さんは、クリニックのカウンセリングを受けた。希望者

のみが受けられる、20分で数千円の有料オプションだ。対面ではなく、オンライン会議システムの「Ｚｏｏｍ（ズーム）」を利用してのビデオ通話だった。

パソコンの画面に登場した中年の女性は、冒頭に「よろしくお願いします」とあいさつをしたものの、名乗らなかった。

「カウンセリングだったら、『医師の誰々です』とか、名前を告げるのが普通じゃないかな。この人は説明に不安があるのかな」

麻衣さんは、女性が説明に不慣れなように感じた。

女性は、検査結果の書面に書いてあるように、ＮＩＰＴの結果は「確定ではない」と言い、確定診断のため羊水検査を受けるよう促した。

麻衣さんは、ＮＩＰＴで陽性となった8番染色体の部分重複とはいったいどのようなものなのか、詳しい解説を求めた。女性は資料を示さず、口頭で説明した。その内容は、麻衣さんにはさっぱりわからない。ただ、「てんかんや自閉症になる」という言葉だけが、印象に残った。

「もっと情報はないですか」

麻衣さんが尋ねても、それ以上の話はなかった。約20分のカウンセリングはあっという間に終わり、麻衣さんにはもやもやした気持ちだけが残った。

無認証施設とは

このクリニックはもともと、産科を専門とする医療機関ではなかった。ましてや、NIPTの実施施設として認められていたわけでもなかった。

日本では2013年に、NIPTの提供が始まった。国内にある100以上の医学系の学会で作る「日本医学会」という学術団体が、NIPTの制度を運営している。日本医学会が、NIPTの実施施設の基準を定め、それを満たす病院や診療所を個別に認証してきた（筆者注：2013年当初は、日本医学会がNIPTの実施施設を「認定」する制度だったが、2022年に「認証」制度に変わった。本書では、わかりやすさを重視して、2022年以前も「認証」と表記）。

認証を受けた医療機関は、日本医学会のガイドライン（指針）によりNIPTで調べることが認められている3項目だけを検査対象にしている。その3項目とは、13番染色体、18番染色体、21番染色体のトリソミーだ。トリソミーとは、通常は1対2本ある染色体が、3本ある状態を指す。21番染色体のトリソミーは「ダウン症候群」と呼ばれる。

麻衣さんが受診したクリニックは、日本医学会からNIPTの実施施設として認証を受けていない「無認証施設」だった。無認証施設のほとんどが、学会指針を守らず、三つのトリソミー以外の項目も調べている。実際にこのクリニックは、学会指針が認める3項目をはるかに超えて、何十項目も調べる高額の検査プランを掲げていた。麻衣さんが「陽性」となった８番染色体部分重複も、やはり学会指針で認められていない項目だった。

認証施設では、産婦人科医や遺伝専門のカウンセラーが「遺伝カウンセリング」として、調べる項目を検査前に説明している。検査結果を伝える際にも遺伝カウンセリングを行い、妊婦を心理的にケアしながら、意思決定をサポートすることになっている。

しかし、このクリニックでは、検査前に詳しい説明をすることはなかった。検査結果は原則、オンラインで通知していた。希望者にだけ有料で提供するカウンセリングでも、前述のように十分な説明が行われているとは言いがたい。また、無認証施設では、診察する医師のほとんどが産科を専門にしておらず、美容皮膚科や内科などに携わってきた医師が多い。

ただ、日本医学会のＮＩＰＴの制度は、あくまで「指針」に基づいて運用されている。根拠となる法律はない。そのため、学会のルールを破ってＮＩＰＴを提供するクリニックがあっても、何ら制裁を受けることなく、営業を続けられるのだ。

羊水検査でも陽性となったら……

麻衣さんは、前向きになれる情報がないかと、ネットで調べた。特にほしかったのは、「ＮＩＰＴでは陽性だったけど、羊水検査を受けたら問題がなかった」というような体験談だ。しかし、そう都合良くは見つからなかった。

麻衣さんは、知的障害や聴覚障害のある子どもを産んだ親戚の女性を思い出した。「生まれてすぐに手術が必要だった。子育ても大変だった」という話を少し聞いたことがある。ほとんど交流がないため、それ以上の詳しいことはわからなかった。

「どんな症状があるのか、生まれてみないとわからない。でも、もし重い障害があったら、生活が一変してしまうのかな」

つわりで体調が悪い中、悲観的なことばかりが頭に浮かぶようになった。


麻衣さんは、仕事と家庭の両立を思い描いてきた。

近畿地方出身で、大学卒業後に公務員になった。ちょうど新卒の採用を絞っていた時期だったため、同期の職員数は少ない。この職場では男女の区別なく仕事が割り振られ、幹部登用されている。麻衣さん自身も管理職への道を意識しながら、仕事に励んできた。29歳で、一歳上の直樹さんと職場結婚した。麻衣さん自身が3人きょうだいだったことから、「子どもは2〜3人いてもいいかな」と考えていた。

待望の長男を30歳で授かると、子育ては想像以上にハードだった。長男はアレルギー体質で常にかゆがり、夜は体をかきむしった。添い寝する麻衣さんは寝付けず、睡眠不足が続いた。さらに長男はたびたび発熱し、半年で4回入院した。

33歳で長女を出産した。夫婦で話し合って、「親に助けてもらおう」と決めた。直樹さんの実家近くに引っ越し、子どもの保育園の送り迎えを義父母に頼んだ。おかげで、麻衣さんと直樹さんは勤務時間を短縮せず、フルタイムで働くことができた。それでも、帰宅後の限られた時間で、料理、洗濯、保育園の準備に追われる日々だ。麻衣さんは、目の前のことで精一杯だった。

夫婦にはささやかな夢があった。今は賃貸マンションに住んでいるが、マイホームがほしい。夫婦共働きのため、経済的には多少の余裕がある。新築分譲マンションのモデルルームを回って、物件を探していた。

第3子を妊娠したのはそんな頃だった。麻衣さんはNIPTの結果を目の当たりにして、これまで築き上げてきた暮らしの基盤が、がらがらと崩れていくような強い不安を感じた。

もし第3子に重い障害があったら、手術や介護が必要になるのだろうか。そうなった時に、義父母にこれ以上の負担をかけるわけにはいかない。夫も仕事が忙しいので、おそらく私が負担することになるのだろう。

今でさえ、長男と長女の子育てと家事、仕事で手一杯だ。さらに大変なことを抱えたら、私がフルタイムで働き続けることは難しい。勤務時間を制限すると、給与は大幅に下がる。これから子育てにお金がかかるのに、家計は厳しくなるだろう。

それに、私と夫が年を取った後、長男と長女が弟の世話をする必要に迫られ、負担を感じるかもしれない――。

「そういうことを思ったらいけないんだよな」

麻衣さんは想像を巡らせることにためらいを覚えた。障害のある子どもを産み、育てることを後ろ向きに捉えてはいけない、という意識もあったからだ。それでも、将来への不安を覆い隠せなかった。

夫婦の温度差

麻衣さんはわずかに膨らみ始めたお腹に、焦りが募ってきた。その時、妊娠10週。羊水検査を受けられる妊娠15週以降まで、1カ月以上も待つ必要がある。

「もし羊水検査でも陽性となったら怖い。中絶となれば、かなり成長した赤ちゃんを、自分の意思で死なせてしまうのか」

妊娠12週以降の人工妊娠中絶は、「中期中絶」と呼ばれる。人工的に陣痛を起こしての流産となるため、数日間の入院が必要になる。短時間で終わる妊娠初期（妊娠12週未満）の中絶手術よりも、体や心の負担は大きい。さらに手術から7日以内に、死産届を市区町村へ出さなければいけない。

麻衣さんは「私もそうなるのかな」と想像するだけで、涙があふれた。今は妊娠初期だが、羊水検査の後にもし中絶を選択するのであれば、中期中絶になる。そう考えると、羊水検査という次のステップに進むこと自体に、高いハードルを感じた。

夜も眠れなくなった。次第に、妊娠を続けることが怖くなり、

「もう中絶するしかないのかな」

と思うようになった。

直樹さんは麻衣さんほど深刻に考えていなかった。NIPTの結果について、

「いろんな症状が出る可能性が書いてあるだけじゃないか。何もないかもしれないよ」

と捉え、すぐに中絶することに慎重だった。

麻衣さんは、そんな直樹さんの態度を「楽観的すぎる」と感じた。

「正常の確率は低いかもしれないでしょう」

「何かあったときに結局、私が全部することになるやん」

苛立ち混じりの言葉に、直樹さんはうなずくばかりだった。

麻衣さんは、実家の母親に相談しようと電話をかけた。経緯を一通り説明した後、

「あきらめようと思っている」

と告げた。母親は、疲れ切った様子の娘を気遣うように言った。

「その状況なら怖いし、中絶は仕方ないよ」

「そうだよね」

麻衣さんは背中を押されたように感じた。

5月7日、麻衣さんは手術を受ける決心をして、1人で産婦人科クリニックを訪れた。ところが、クリニックの医師から、

「この中絶手術にはリスクがあるので、うちではできない」

と断られた。長男と長女を出産した際に帝王切開を経験していたため、中絶手術の際に子宮破裂などの危険があったからだ。

「まさか断られるとは……どうしよう」

この日は金曜日だった。土日をまたぐと、タイムリミットと考えていた妊娠12週が間近に迫ってくる。麻衣さんはクリニックの医師に頼んで紹介状を書いてもらい、その足で大阪医科薬科大学病院へ向かった——。


こうして、大学病院の診察で、麻衣さんは大阪駅前のクリニックでＮＩＰＴの陽性判定を受けたこと、まだ羊水検査を受けていないこと、それでも中絶手術を希望していることを伝えた。

意外にも、若い女性医師は中絶に反対しなかった。麻衣さんの言葉通りに、淡々と手

続きを進めているようだった。

「先生から特に反応がないということは、羊水検査を受けても『大丈夫』となる可能性が低いのかな」

手術の予定日を決め、麻衣さんは大学病院を後にした。

医師からの電話

自宅に帰った麻衣さんが夕飯の準備をしていると、携帯電話が鳴った。

「医科大の藤田です」

麻衣さんは驚いた。相手は、大学病院の医師である藤田太輔科長（産科・生殖医学科）だった。昼間に、麻衣さんを診察した医師の上司にあたる。麻衣さんの事情を把握して、すぐに連絡してきたようだった。

「中絶を決めたら決めたでいいですが、一度話を聞いてもらえませんか」

藤田医師はゆっくりとした口調で願い出た。ＮＩＰＴの結果は未確定で、間違っている可能性があることも説明した。

「そこまで先生が言うのなら」

麻衣さんは再診のため、大学病院に行くことを約束した。

藤田医師は電話をかける直前に、麻衣さんを診察した女性医師から報告を受けていた。麻衣さんがＮＩＰＴを受けたクリニックは、日本医学会の認証を受けていない無認証施設だったこと。しかも、陽性と判定されたのも、学会の指針で認められていない検査項目だったこと。

「これはちゃんとせなあかん」

問題があるケースと考えて、自ら担当することにした。学会の指針で認められていない項目では、検査の精度（結果がどのくらい正しいのか）が十分に検証されていない。本来は陰性なのに、誤って陽性と出る「偽陽性」の可能性が高いと考えたからだ。

麻衣さんの診察は３日後だ。藤田医師は急ピッチで準備を始めた。

麻衣さんが受けたＮＩＰＴの結果は「８番染色体部分重複の疑い」。23対ある染色体のうち８番目の染色体で、一部分が重複しているという変化だった。

臨床遺伝専門医という資格も持つ藤田医師は文献を調べつつ、他の専門家にも相談した。すると、もし重複範囲が少しずれているなら、まったく違う意味をもつことがわかった。

藤田医師の解説はこうだ。

クリニックの書面に記載されている重複部分は「8p23.2-p23.1」だ。染色体は、領域ごとに番号がついており、この場合は「ハチ・ピー・ニ・サン・テン・ニ―ピー・ニ・

サン・テン・イチ」と読む。つまり、８番染色体の 8p23.2 という領域と、隣の 8p23.1 という領域を指す。

このうち 8p23.1 領域の重複は、「8p23.1 重複症候群」という珍しい疾患の原因となる。知的な面でも、身体的な面でも「極めて多様な」症状が出る可能性がある。

一方で、8p23.2 領域のみの重複は、日本人に一定頻度で見つかるもので、さまざまな症状や病気が出ないと考えられているという。実際に、藤田医師が相談した専門家自身も、同じタイプの重複をもっていた。

藤田医師は、麻衣さんの胎児の染色体変異は、8p23.2 領域のみの重複の可能性があると考えた。それを検証するには、確定的な結果が得られる「羊水検査」が必要だった。

「再び陽性になるのでは」と考えると怖い

５月10日、麻衣さんは直樹さんとともに大学病院を訪れた。鞄の中に入れていたメモには黒のボールペンで、

「偽陽性（陰性）である確率は１～２割くらい？」

「どう影響が出るのか生まれてみないとわからないという結果になるのでは？」

と、藤田医師に聞きたいことを書き連ねていた。

診察室では、藤田医師が笑顔で迎え入れた。ＮＩＰＴの結果は間違っているかもしれ

ないし、もし染色体の重複があるとしても少しずれていれば特段の症状が出ない可能性があることを説明した。そして、

「確定的検査に進む必要があります。羊水検査を受けませんか」

と勧めた。

横にいる直樹さんは、麻衣さんの顔を見た。その目が「羊水検査を受けようか」と訴えているようだった。麻衣さんはそれを遮るように言った。

「丁寧に説明してくださって、よくわかりました。でも、賭けに出るようなことに進むのは怖いです」

麻衣さんは頑な態度とは裏腹に、迷っていた。この直前まで、「出産をあきらめる」という結論を変えるつもりはなかった。藤田医師の説明を聞いて、羊水検査を受けた方が良いのでは、と心は揺れ動いた。その一方で、羊水検査を受けても、再び陽性になる可能性が高いのでは、とも想像していた。

藤田医師は「これはらちがあかんな」と思い、打開策を練った。

麻衣さんは、「8p23.1 重複症候群」について解説するウェブサイトを自宅で印刷した紙を手にしていた。そこには生後、子どもの体に出る可能性があるさまざまな症状が、列記されていた。

藤田医師はその紙を見て、思いついた。

「赤ちゃんを見せてください」

麻衣さんと直樹さんを内診室へ案内し、エコー検査を始めた。

「指は5本あるよ」

「両腕もある」

「心臓はちゃんと（左右の）部屋が分かれている」

藤田医師はモニター画面を見ながら、胎児の体の部位ごとにじっくりと説明していった。

藤田医師の狙いは、麻衣さんの不安材料を一つずつ潰すことだった。麻衣さんは、持参した「8p23.1 重複症候群」の解説をよく読み込んでおり、発症する可能性のある症状が強く頭に焼き付いている。藤田医師はそれを逆手に取り、この解説に書いてある身体的な特徴が胎児にはないことを、画像を一緒に見ながら確認したのだ。

麻衣さんは、

「まだ妊娠初期なのにここまでわかるんですね」

と驚きながら、モニター画面に見入った。高精細な3D画像には、6センチほどに育った胎児がくっきりと映し出されている。3日前の検査では直視できなかった、我が子の姿だった。

麻衣さんはようやく気持ちが落ち着いてきた。

藤田医師はエコー検査を1時間くらい続けた。麻衣さんは最終的に藤田医師の提案を受け入れ、羊水検査へ進むことを決心した。

翌日、麻衣さんは大学病院の看護師に送ったメールに、気持ちの変化を綴った。


「昨日はありがとうございました。

NIPTで陽性結果が5月1日に出てから、夜眠れなかったり、中期中絶のことを想像してしまったりと不安な日々でした。けれど、藤田先生にしっかりエコーで診ていただき、関連文献等お話しいただいてだいぶ気持ちが楽になりました。

もちろん不安が全て消えたわけではありませんが、羊水検査とその結果が出るまで悪いことばかり考えないように、前向きに過ごしたいと思います。

昨日は診察後帰りに遅めのランチをしたのですが、久しぶりにご飯の味を楽しめた気がします。」

覆る結果

麻衣さんは6月7日に大学病院で羊水検査を受けた。針をお腹に刺し、子宮内の羊水を採取する。その羊水に含まれている胎児由来の細胞から、染色体の変化を調べる仕組みだ。そして、両親からの遺伝の可能性もあるため、麻衣さんと直樹さんの血液も採取して、染色体の構造を調べることになった。

結果が出るまで数週間かかる。麻衣さんには、ものすごく長く感じられた。

子どもを寝かしつけた後、考え込むことがしばしばあった。

「結果について考えてもしょうがないのに、ついついよくないことばかり思い浮かべてしまう。子どもたちの世話と、目の前の仕事のことだけを考えるようにしよう」

子どもたちには、まだ妊娠していることを伝えずにいた。万が一のことを考えて、羊水検査の結果が出るまでは、と控えていたのだ。

それでも、子どもたちは母親の変化に敏感だった。

「ママ、お腹が大きいよ」

膨らんできたお腹は隠しきれない。麻衣さんは笑いながら、

「食べ過ぎたわー」

とごまかした。内心は、気が気でなかった。

麻衣さんはＮＩＰＴの結果が出た後も、今まで通り通勤していた。自分では、以前と変わりなく業務に励んでいるつもりだった。

ある時、上司に声をかけられた。

「ずっと暗い顔をしているね」

麻衣さんは、はっとした。表情や言葉に、つらい心情がにじみ出ていたのだろうか。病院で羊水検査を受けるために仕事を休む際には、「ちょっと調べることがあって」とごまかし、詳しい説明を避けた。これ以上、周囲に心配をかけたくはなかったし、NIPTを受けたと明かすことにためらいがあった。

6月29日、麻衣さんは大学病院で、羊水検査の結果を伝えられた。検査結果の報告書には、こんな記載があった。

「親由来の8p23.2領域の重複が認められました」

「表現型異常の原因にはならないと考えられ、通常当施設においては報告対象外となる」

専門用語が並んで難解だが、こういうことを意味する。

4月に麻衣さんがクリニックで受けたNIPTの結果は、「8p23.2-p23.1」という領域の重複の可能性を示していた。今回、精度の高い羊水検査で調べ直した結果は、8p23.2領域のみの重複で、特段の症状が出ないタイプの変化だった。つまり、NIPTの結果は、実際とは染色体の重複範囲がずれていたことになる。

この重複は父親からの遺伝だった。病院で採取した直樹さんの血液からＤＮＡを解析した結果、胎児と同じ 8p23.2 領域の重複が見つかったのだ。つまり、この重複があっても、直樹さんと同じように特段の症状が出ないだろうという安心材料になる。

解析を担った検査会社では、この重複が検査で見つかったとしても、特段の症状の原因にならないと考えられるため、通常は検査を受けた人へ伝えていない。

「やっぱりご両親からでしたね」

藤田医師の予想通りの結果だった。

「良かったです」

麻衣さんは、顔をほころばせた。

この時、ＮＩＰＴの結果が出てから、既に2カ月近く経っている。麻衣さんはここまでの長い時間を振り返ると、純粋に喜びきれず、複雑な気持ちだった。

「ここまで時間をかけて検査しないと、前向きになれないのか」

11月、帝王切開で出産した。３４００グラムの元気な男の子だった。

罪悪感

2022年5月、記者は麻衣さんの自宅を訪ねた。次男の湊君は生後5カ月になり、離乳食におかゆを与えると、きれいに平らげるという。ほっぺたはぷっくりとして健康そのものだ。

記者が1年前の5月7日のことを尋ねると、麻衣さんは詰まりながらも、言葉を振り絞った。

「この日のことをすごく覚えていて、羊水検査をして『大丈夫』となった後もすごい思い出すんですよね。私あのとき、あんなことをしようとしていたんだな……って。すごい思い出して。何度も思い出して……」

麻衣さんは目を真っ赤にはらし、涙をこぼした。一度は我が子に対して下した決断に罪悪感を覚えている。トラウマ体験のように心に残り、思い出す度に複雑な感情が渦巻いていた。

「もう妊娠したくない」。麻衣さんは湊君を出産した際に、卵管を結紮《けっさつ》する不妊手術を受けた。

自分の行動はどこで間違ったのだろうか、どこで修正すべきだったのだろうか、と自問を重ねたこともある。

「NIPTの結果だけをぽんと渡されて、もうだめだと思って、すべてをシャットダウンしてしまった。詳しい先生にしっかりと診てもらうことが大事なんだと思う。私の場合は、そのおかげで希望が持てたから」

　取材で一通り話を聞いた後、ふと疑問に思った。思い出すのも辛い体験を、なぜ身を削る思いで語ってくれたのだろうか。

「実は、この体験をどこかで発信したいと考えていました。今の時代、多くの女性が大学を卒業していますし、仕事をしています。就職してある程度仕事をしてから結婚しようと思うと、どうしても出産は30歳以降になります。私は周りの人と比べて、そんなに結婚が遅かったわけではないけれど、それでも初産が30歳でしたし、３人目の出産では36歳になっていました。出産年齢も上がっているので、妊娠中に安心したくてＮＩＰＴを受ける人は、ますます増えると思います。私のような事例があることを、これからＮＩＰＴを受けるかもしれない人たちに知ってもらいたいです」

　麻衣さんは、直樹さんと共働きで、家事も育児もこなす。家族の将来や子どもの教育を考えながら、家計をやりくりしている。似たような境遇の女性はたくさんいるだろう。

　取材を通じて、麻衣さんは論理的に物事を考える力やコミュニケーション能力が高く、インターネットを使った情報収集にも非常に長《た》けていると感じた。それでもなお、30代後半という比較的高い年齢での出産に不安を覚え、ネットで見つけた検査を利用し、思いがけない「陽性」という言葉に心をかき乱された。羊水検査を受けずに中絶を希望したことは、拙速な判断のように見えるかもしれないが、大きな不安と動揺の中でこういう落とし穴に陥る可能性は、誰にでもあるのではないだろうか。

そんなことを考えながら、大阪医科薬科大学病院へ向かった。

正常な胎児を中絶する事例も

麻衣さんを診察した藤田医師は「1人の命を救えて良かった」と振り返る。

日本医学会の認証を受けていないクリニックの多くは、学会指針が認めていない染色体の微小な重複や欠失まで調べるNIPTを実施しているが、

「妊婦のニーズに応えるためだ」

と説明するクリニックもある。

藤田医師はこうした検査項目では、本当は陰性なのに誤って陽性と出る偽陽性や、麻衣さんのように実際は特段の症状が出ない染色体の変化が含まれている可能性があると指摘する。

「NIPTで陽性と出ただけで、病気と確定するわけではない。しかし、NIPTの結果に動揺して、羊水検査などの確定的検査を受けずに正常な胎児を中絶する事例が一定

数あるのではないでしょうか」

厚生労働省の「NIPT等の出生前検査に関する専門委員会」は、2021年5月に出した報告書で遺伝カウンセリングを重視。出生前検査では結果によっては妊婦らが衝撃を受けることを想定し、医療機関が十分な心理的ケアや支援を行うよう求めている。

藤田医師はこう警鐘を鳴らす。

「NIPTで陽性と出た場合に、確定的検査までフォローしながら、メンタル面でサポートすることが不可欠です。そうしたサポート体制ができていない施設で、NIPTを受けるべきではありません」

記者は2022年、麻衣さんにNIPTを行ったクリニックに取材を申し込み、断られた。このクリニックはその後も日本医学会の認証を受けずに、染色体の微小な重複や欠失を調べるNIPTを提供し続けている。

column 1

NIPTと出生前検査

お腹の赤ちゃんの健康状態を調べる出生前検査。その中で、利用が増えているのがNIPTだ。「Non-Invasive Prenatal genetic Testing（非侵襲性出生前遺伝学的検査）」の略で、新型出生前検査（診断）とも呼ばれる。妊婦の血液から胎児の染色体の変化を調べる検査で、国内では2013年に本格的に始まった。

胎児はへその緒でつながった胎盤を通じて、栄養や酸素を母体から受け取り、老廃物を母体に渡している。胎盤は受精卵から発生しているため、基本的に胎児と同じ遺伝情報をもつ。胎盤の細胞が壊れると、DNAの断片が妊婦の血液に混じる。

NIPTでは、妊婦から10～20ミリリットルの血液を採取する。血液に含まれるDNA断片を分析し、胎児のどの染色体に由来するかを特定する。

人の細胞には、染色体が23対46本ある。大学病院などの認証施設では、13番染色体、18番染色体、21番染色体について、通常より1本多い「トリソミー」

NIPTの仕組み

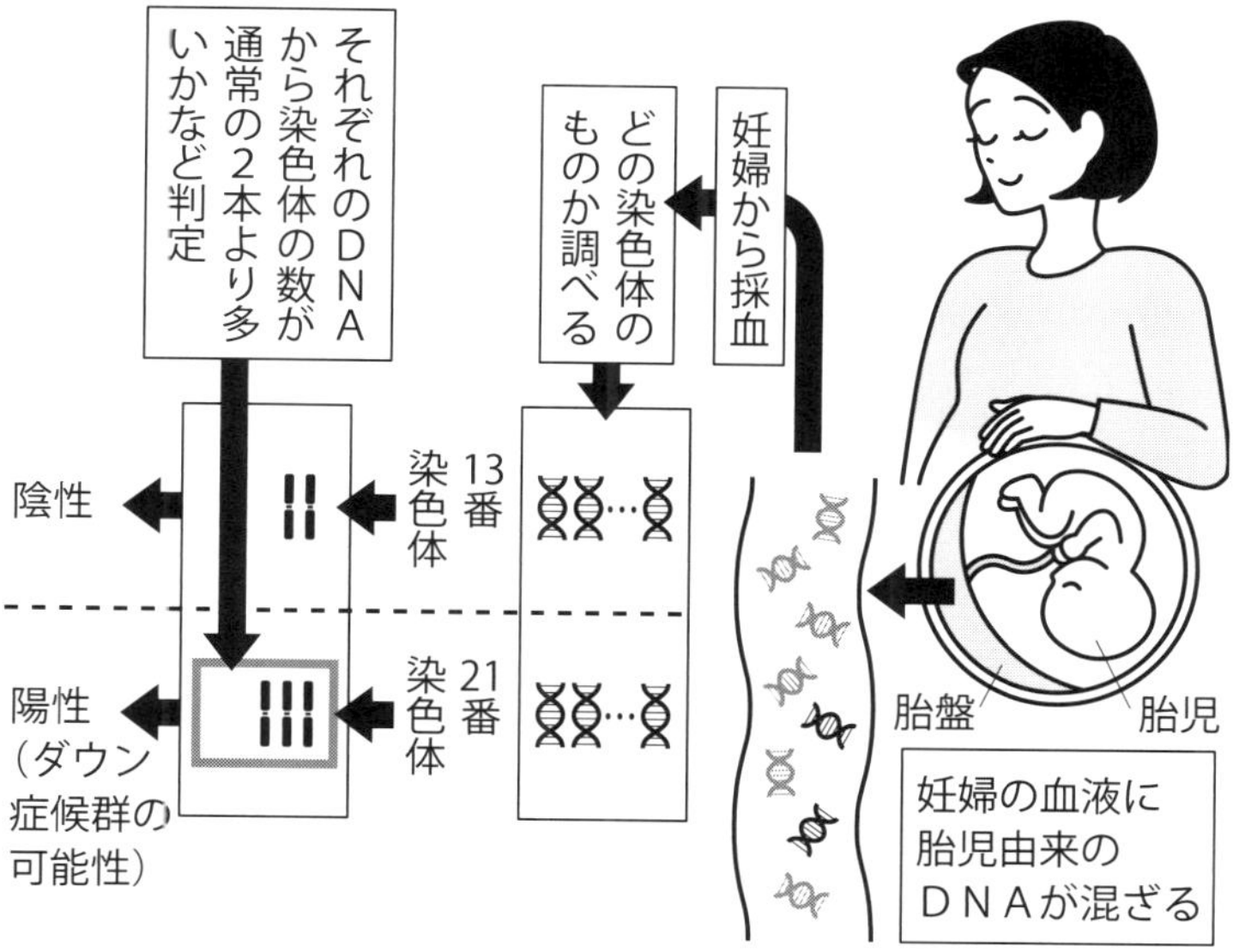

＊無認証施設では染色体の微小な欠失や重複も調べている

〈イラスト　畠山モグ〉

出生前検査の特徴

出典：「産婦人科診療ガイドライン　産科編2023」、
日本医学会出生前検査認証制度等運営委員会ウェブサイト

検査法	検体	流産リスク	検査時期	主な検査対象	結果は確定的か
羊水検査	羊水	ある	妊娠15週以降	染色体異常全般	確定的
絨毛検査	絨毛	ある	妊娠11～14週	染色体異常全般	確定的
母体血清マーカー（クアトロテスト）	妊婦の血液	ない	妊娠15～18週	18、21のトリソミーなど	非確定的
NIPT	妊婦の血液	ない	妊娠９～10週以降	認証施設では13、18、21のトリソミー	非確定的

かどうかを調べている。21番染色体のトリソミーは「ダウン症候群」だ。

35歳以上を主な対象にした国内の認証施設によるＮＩＰＴのデータでは、検査を受けた人の１・８％がいずれかの項目で「陽性」、97・８％がすべて「陰性」、０・４％が判定保留（２０１３～21年、ＮＩＰＴコンソーシアム調べ）だ。ただ、この検査結果は確定的なものではない。

ＮＩＰＴで「陽性」となった後に行われるのが、羊水検査だ。１９６０年代から実用化されている。

胎児の周囲を満たす羊水には、胎児からはがれ落ちた細胞が浮遊している。検査では、妊婦のお腹に針を刺して、羊水を20ミリリットルほど採取。その中にある胎児の細胞を培養して染色体を調べる。NIPTと異なり、確定的な検査結果を得られる。お腹に針を刺すことから、0・3％程度の流産リスクがある。

絨毛《じゅうもう》検査も、確定的検査の一つだ。胎盤の一部である絨毛を採取して調べる検査で、1％程度の流産リスクがある。実施する医療機関は、羊水検査より少ない。


1990年代から実施されている非確定的検査に、母体血清マーカーがある。妊婦の血液を採取し、数種類のタンパク質やホルモンの濃度を調べて、ダウン症候群などの確率を判定する。「トリプルマーカーテスト」「クアトロテスト」などと呼ばれる。羊水検査やNIPTは費用が10万円を超える医療機関が多いが、母体血清マーカーは2～3万円程度と比較的安く、流産リスクがないことから、普及した。ただし、NIPTに比べて検査の精度が低く、「積極的に紹介することはない」（大学病院の産科医）という声もある。

胎児の状態を画像で確認する超音波検査も、出生前検査の一種だ。近年は技術が発達し、高精細な立体（3D）画像で胎児を映し出す装置もある。これらNIPT以外の出生前検査は、認証制度などで管理されておらず、検査前後の遺伝カウンセリングが十分に行われていないとの指摘もある。

第2章

新婚夫婦を包んだ沈黙

2018年12月31日大みそかの朝。東京を出発した東海道新幹線のぞみの車内は、帰省客で混雑していた。

指定席に座った新婚夫婦の間には、沈黙の時間が流れていた。

「どう説明したらいいのかな……」

妻の歩美さん（33歳、仮名）は時折、窓の外を見つめながら、頭の中で思いを巡らせている。

第1子を身ごもったことを、夫の親族に説明するかどうかについて、だ。

歩美さんは中部地方にある夫・雄太さん（28歳、仮名）の祖父母宅で、初めて年を越す予定だ。ひ孫を待ちわびる祖父母、孫を期待する義父母にとって、歩美さんの妊娠は嬉しいニュースのはずだが、肝心の歩美さんにはためらいがあった。

原因はその前日に届いた、お腹の赤ちゃんの健康状態を調べるNIPTの結果だ。歩美さんは「どうせ何も問題はないだろう」と思いながら、クリニックからのメールに記載されていたURLをクリックした。ダウンロードしたPDFファイルを開くと、赤い文字で、

「陽性」

「クラインフェルター症候群」

と書かれていた。

その瞬間、歩美さんの思考が止まった。

「クラインフェルターって何？」

想定していた陰性でも、ダウン症候群のようによく知られている症候群でもない。見知らぬ名称にパニックになり、雄太さんを呼んだ。

「赤字で書いてあるんだけど、何だろう」

雄太さんもファイルを見ながら、驚いた様子だった。

クラインフェルター症候群について知識のなかった２人は、インターネット検索をして、医療関係者向けのウェブサイトを読みあさった。どうやら体の細胞内にある性別に関わる性染色体が１本多い状態のようで、大人になったときに「不妊になる」という情報が目に付いた。

歩美さんは、これから会う夫の親族のことが頭をよぎった。特に夫の父方の祖父母は元教師で、子どもが好きだ。結婚のあいさつをした際には、祖父から「子どもを考えているのか」と尋ねられている。80歳を超えて病気がちな祖父が、自分の生きているうちにひ孫を、と切望していることは誰の目にも明らかだった。

「私は、この家族をつないでいくことを期待されているのだろう」

これまで感じたことのない、責任のような重い感覚を覚えていた。それだけに、11月

に妊娠がわかると、

「これで祖父母に報告できるかな」

と内心ほっとしていたのだ。

しかし、それもつかの間だった。NIPTの結果が出ると、今度はどう受け止めて良いかわからなくなった。

「私が悪かったんだろうか」

「『検査で異常が出た』と伝えたら、みんなの望み通りではないと思われるかもしれない」

「産まない選択をするべきじゃないかな」

〝期待〟に応えられないと思い詰めていくうちに、産まない選択肢すらも頭に浮かぶようになった。

NIPTの結果が出る前から、妊娠4~5カ月ごろの安定期に入るまでは周りには内緒にしておこうと考えていた。親しい友達にもまだ教えていなかった。

難題は、これから行く夫の祖父母宅で、どう過ごすかだ。祖父母から子どもについて聞かれたら、どう返すか。いろんな考えが複雑な感情とともに入り交じり、頭の中はぐちゃぐちゃになった。

歩美さんと雄太さんは、新幹線に乗っている間、ぽつりぽつりと話すものの、何となく妊娠や子どもを話題にすることを避けた。２人の間にどんよりと重い空気が漂っていた。

葛藤

祖父母宅には夫の親戚の３～４家族が集まり、居間でわいわいと酒を酌み交わしている。

「飲まない？」

親戚から酒を勧められ、歩美さんは困った。

歩美さんはもともと酒が好きで、職場の飲み会には積極的に顔を出すタイプだった。しかし、妊娠中の飲酒は厳禁だ。アルコールが胎児の血液に入ると、脳の障害など胎児にさまざまな悪影響を及ぼす可能性がある。

そう説明できればいいけども、歩美さんは、妊娠についてまだ話す気になれなかった。とりあえずその場をしのぐため、

「やめときます」

と断った。すると、

「全然飲めないんだ」

と拍子抜けしたように返された。

「飲めなくはないんですけど……ちょっとやめときます」

歩美さんは歯切れの悪さを申し訳なく思い、その場にいることが気まずかった。

そして、想定していた通り、祖父が子どもについて尋ねてきた。歩美さんは「すごく伝えたい」という衝動に駆られた。もし妊娠を報告すれば、祖父は喜ぶし、親戚はみな「おめでとう」と言ってくれて、お祝いの雰囲気になるだろう。この宴席で、酒を飲まない理由だってちゃんと説明できる。

それでもなお、ＮＩＰＴの結果を考えると、言いづらかった。

「子どもを考えていないわけではないです」

歩美さんは言葉を濁した。祖父は微妙な表情を読み取ったからか、それ以上子どもについて触れることはなかった。歩美さんはその場を何とかやり過ごせたものの、「あんまり良い雰囲気にできないな」と胸の内は苦しかった。

夫の親戚らは、「今からスーパー銭湯に行こうか」などと楽しそうに話しているが、歩美さんは一緒に盛り上がる気持ちになれなかった。

結婚は墓場、子どもはリスク

歩美さんにはもともと、結婚や子どもを授かりたいという願望がなかった。

１９８５年に生まれ、神奈川県内で育った。両親が離婚し、歩美さんは母から「独り身がすごい楽だ」と聞かされてきた。そのため、結婚には「人生の墓場」というマイナスのイメージを抱いていた。

東京都内の私立大学を卒業し、大手建設会社に総合職社員として就職した。２０１０年以前の建設会社には、昭和のような古い職場の慣行が残っていた。

繁忙期は、連日深夜までのサービス残業が続いた。若手社員はたとえ夜中であっても、上司に誘われたら飲み会に付き合うのは当たり前で、中座は許されないという雰囲気だった。会社の取締役に女性は皆無。中間管理職に女性はいるものの、その多くが未婚者で、子育て中の人は見当たらなかった。

「女性を受け入れることに慣れておらず、女性は男性と同じような働き方ができてようやく認められる、という組織だった。結婚、出産した女性には、総合職としての働き方が難しかった」

閉鎖的な男性優位の職場を変え、女性の活躍の場を増やしたい。そう願いながら、歩美さんは「結婚より、仕事に人生を捧げたい」と考えていた。

30歳を前に食品会社に転職すると、生活が大きく変わった。そこは前の建設会社と全く異なる社風で、いわゆる「ホワイト」な職場だった。残業が少なく、夕方５時に定時退社できる。飲み会への参加を強要されることもない。それまでの仕事漬けの日々から脱して、余った時間で習い事を始めた。

学生時代の友人たちと、よく食事をするようになった。建設会社で働いていた時、飲み会の相手はもっぱら仕事関係の中高年男性ばかり。時間の合わない同世代の友人とは、平日に会うことすら難しかった。

友人たちは、結婚の話題を口にするようになっていた。みんな30歳が迫り、漠然と「婚期」を意識して焦っている。歩美さんも周りに感化され、結婚を意識し始めた。

「結婚生活がどんなものか想像がつかないし、家庭や子育てへの適性があるかどうかわからないけど、確かめてみたい。婚活をしてみて、もし向いてないと思ったら諦めればいい」

世間では、結婚相手を探す婚活がブームになっていた。歩美さんは合コンや、スマートフォン向けの婚活アプリを利用して、理想の相手を探し求めた。

2017年に巡り会った雄太さんは、歩美さんより五つ年下だったが、落ち着いた人柄だった。それまでに話した他の男性と異なり、「一緒にいても全然苦にならない」と、居心地の良さを感じた。

ただ、子どもに対する考え方に温度差があり、歩美さんは少し戸惑った。雄太さんはなるべく若いうちに結婚して、子どもがほしいと望んでいた。

一方、歩美さんはそれまで、子どもに触れた経験が少なく、かわいいと思ったことはあまりなかった。子育ての負担や、子どもが問題を起こしたときの親の責任を考えると、子どもをもうけることは「リスク」とさえ捉えていた。

それでも、雄太さんと接する中で、考え方が変わり始めた。

「この人の子どもだったら、いい子に育つだろうな。頭でごちゃごちゃ考えても仕方ないか」

と受け入れた。

2018年4月、2人は結婚した。歩美さん32歳、雄太さん27歳だった。

子育てへの恐怖

その年の11月に妊娠がわかると、歩美さんは胎児に先天的な病気がないか調べるため、出生前検査について考えた。障害児の子育てをつづった本を読み、「大変そう」と思ったことが頭にあった。

「もし子どもに障害があっても、私は受け入れて、産み育てることができるのか。子育てにリスクがあるなら、前もって知っておきたい。そうすることで、心の準備ができる」

歩美さんはインターネットで見つけたNIPTを受けようと思ったが、問題があった。この時33歳で、大病院ではNIPTを受けられなかったのだ。

当時、日本医学会にNIPTの実施機関として認められた大学病院などは、検査の対象を35歳以上の高齢妊娠の女性に限定していた（２０２２年に年齢条件は事実上廃止）。出産年齢が若いと、子どもがダウン症候群などになる確率が低いためだ。

そこで歩美さんは、年齢を問わずにＮＩＰＴを受けられるクリニックを見つけて、申し込んだ。日本医学会に認められていない無認証施設だった。雄太さんに相談すると、

「いいんじゃない」

と二つ返事だった。

そのクリニックは埼玉県内にあった。診察前に説明のＤＶＤを見せられただけで、医師から詳しい話はほとんどなかった。ましてや性染色体やクラインフェルター症候群について説明された記憶はない。料金は約15万円だった。

歩美さんは、ＮＩＰＴの結果を通知された後、別料金でオンラインのカウンセリングを受けられることを思い出した。しかし検査前の診察でほとんど説明がなかったことを考えると、「どうせ外部委託で、大した内容ではないだろう」。わざわざこのクリニックで受ける気にはならなかった。

クラインフェルター症候群とは

ここで、クラインフェルター症候群とは一体何か、整理したい。

国立成育医療研究センター内分泌・代謝科の堀川玲子医師によると、人の体の細胞に

は23対46本の染色体があり、その一つが、身体的な性に関わる性染色体だ。一般的に、男性はX染色体とY染色体が１本ずつ（XY）、女性はX染色体が２本（XX）ある。もし、男性が生まれつき、X染色体が１本以上多い状態（XXYなど）であれば、クラインフェルター症候群と診断される。

男児５００人当たりに１人の頻度で起きるとの研究例がある。実際には、目立った症状がなく、医療機関で診断されていない人は多いと考えられている。

思春期に精巣が十分に大きくならず、精巣の機能不全により、子どもができにくいことがある。結婚後に男性が不妊外来を訪れたことをきっかけに、クラインフェルター症候群と診断されるケースが多いという。ただ、クラインフェルター症候群の当事者のうち、どのくらいの割合で発症するかは不明だ。

精巣で産生される男性ホルモンの量が少ないケースもあり、それが原因で二次性徴が起きにくく、声変わりしない、男性器が十分に発育しない、といった症状が出ることもある。男性ホルモンを注射で補う治療が行われている。

クラインフェルター症候群は、大学病院など認証施設で行うＮＩＰＴでは対象外となっている。

一方、日本医学会に実施施設として認められていない美容皮膚科などの無認証クリニックは、この指針を守っておらず、クラインフェルター症候群を含めて数十もの指針外項目を調べている。歩美さんがＮＩＰＴを受けたクリニックも、その一つだった。

母と夫の狭間で

正月が終わり、歩美さんは東京へ戻った。もし中絶手術を受けるとなると、妊娠21週のリミットまで、1カ月ほどしか残されていなかった。

歩美さんは、実母に電話をかけ、ＮＩＰＴの結果を説明した。このことを夫以外に話すのは初めてだった。

「今はそんな検査があるんだ。昔だったら、生まれるまで（クラインフェルター症候群とは）わからなかったのにね」

母親の口調は、思いのほか軽かった。歩美さんは心の内を打ち明けた。

「もしかすると、産まないかもしれない」

「そんなことでおろそうと思ってるの？」

母親は驚きながら、こう諭した。昔と違って、あえて子どもを授からない生き方を選んでいる人はたくさんいる。生まれてくる子は、子どもを授かりにくいのかもしれないけど、「それくらい、いいじゃないか」と。

「そういう考え方もあるか。私は重く考えすぎているのかな」

歩美さんは、母親の明快な答えに納得した。

歩美さんの心を軽くしたものは、もう一つあった。インターネット検索で見つけた、クラインフェルター症候群の子どもを育てる母親のブログだ。そこにはちょっとシャイな小学生の男の子の日常生活が綴られていた。写真に写った男の子を見て、

「普通のかわいい子なんだな」

と、ほっとした。

それまで歩美さんが触れていた情報は、クラインフェルター症候群で表れる可能性のある症状など医学的なものが中心だった。当事者の実際の姿がイメージできず、得体の知れない怖さを感じていた。

しかし、このブログでは、子どもを温かく見守る母親の目線で、等身大の子どもの姿が描かれている。歩美さんの心にはものすごくリアルに響き、

「そんなに深刻にならなくていいかもしれない」

と考えるようになった。歩美さんの心の中に、出産に対して前向きな気持ちが芽生え出した。

ただ、雄太さんは立ち止まっていた。

ある晩、歩美さんは、母親と電話で話したことを伝えた。「そんなことでおろそうと思ってるの？」という母親の言葉に対して、雄太さんは、

「感じ方はそれぞれだからね」

とつれなかった。

雄太さんの考えは、母親と対極的だった。もし、子どもが成長してパートナーができたとき、不妊に悩み、傷つくのではないか、と憂えていた。

「もしも自分がそうだとわかったら、ほかの人との関わりを持たず、女性から好意を抱かれないように生活するかもしれない」

妊娠がわかった時にあんなに喜んでいた雄太さんが、今では居間のソファーでうつむいている。雄太さんの口から「中絶」という言葉は出てこなかったものの、出産に前向きな言葉は消え、深く悩んでいた。

「雄太は子どもを持つことに対してすごく思い入れがあるのに。こんな思いをさせてまで、産んでいいものなのかな」

歩美さんは考えが出産に傾いていただけに、ショックは大きかった。短い間に、歩美さんの心は揺れ動いた。

中絶は「別のところで」

ＮＩＰＴでは、クラインフェルター症候群について陽性という結果だったが、まだ確定したわけではない。ＮＩＰＴには一定の誤りが含まれるためだ。そこで、確定的な結果が得られる羊水検査を受けることにした。

まずは、かかりつけの産院に相談した。実は、歩美さんはこの産院に、別のクリニックでＮＩＰＴを受けたことを話していなかったのだ。担当の男性医師は、クリニックの名前を聞いて苦々しい表情を浮かべた。

「あー、最近増えてるんですよね、そういうところ。ちゃんと遺伝カウンセリングをしなくて、問題になってるんです。検査をするなら、安心できるところで受けてください」

この産院では羊水検査を行っていないため、担当医は大学病院への紹介状を書いた。

１月下旬、歩美さんは都内の大学病院を訪れた。雄太さんは仕事のため付き添えず、１人で産科の診察室に入った。

対応した年配の男性医師は高圧的だった。

「なんで、ＮＩＰＴを受けたところで、羊水検査もやらないの？」

歩美さんが経緯を説明すると、医師はむっとした様子でまくし立てた。

「そこは無認証施設じゃないの？　そういう所でＮＩＰＴをやってから、羊水検査のためにうちに来てもね、普通は断るんだよ！」

「羊水検査の後にどうするか知らないけど、中絶手術はうちではやらない。別のところでやって」

歩美さんは動揺のあまり、ほとんど言葉を発せられなかった。あたかも歩美さんが中絶手術を希望しているかのような、医師の言いぶりに腹が立った。

「なんでこんな人に、こんなことを言われなきゃいけないんだろう」

歩美さんは内心そう思いながら、ぐっと堪えた。

「あの……」

歩美さんが口を開きかけたところで、医師は、

「羊水検査は水曜の午後ですから」

と検査の日時を指定し、診察を終えた。

歩美さんは待合室の椅子に座ると、涙がこぼれ落ちた。一方的に決めつけられ、怒られたことが、ただただ悔しい。スマートフォンを取り出し、ＬＩＮＥで雄太さんに「もう嫌だ。羊水検査を受けたくない」と投げやりなメッセージを送った。

そのとき、歩美さんの名前が呼ばれた。予約していた遺伝カウンセリングの順番が回ってきたのだ。しかし、なかなか涙が止まらなかった。

「どうしよう。こんな顔で現れたら、びっくりさせちゃうだろうし……。でも、もう呼

ばれちゃったから仕方ない」

小部屋に入ると、女性の遺伝カウンセラーが座っていた。優しそうな口調で、歩美さんはほっとして落ち着きを取り戻した。

カウンセラーは歩美さんから事情を聴くと、

「最近、無認証でＮＩＰＴをやって、検査後に何もフォローしない無責任なクリニックが増えているから、先生は頭に血が上ったんでしょう」

とフォローしていた。それを聞いても、歩美さんはもはやこの大学病院で羊水検査を受ける気にならず、検査の予約をキャンセルした。

「大事だ」と伝えたい

歩美さんは自宅に帰り、改めて、

「羊水検査は受けたくない」

と告げた。雄太さんは、

「もう行かなくていいよ」

と気遣った。

夫婦に、羊水検査を受けずに中絶するという選択肢はない。それまで悩んでいた雄太さんも腹をくくり、子どもを産む方向に話が進んでいった。ＮＩＰＴの結果だけでは、本当にクラインフェルター症候群かどうか確実ではないものの、「この子が生まれてから、小児科で検査をすればいい」と頭を整理した。

それから、「子どものために何ができるか」を考えるようにした。

「この子は将来結婚せず、一人になるかもしれない。『ものすごく大事だよ』という思いを、自分たちが伝えたい。一人になっても大丈夫なように、いくらかの資産を残したい」

雄太さんは真面目な顔で、ぽつりぽつりとつぶやいた。

「そうだね」

歩美さんはうなずいた。心の中では、「雄太は決意したんだな」と受け止めていた。

1カ月間迷ったが、結論は出た。半年後の2019年7月に長男を出産した。愛くるしい表情に、「かわいいな」と素直に思えた。

1歳の誕生日を迎える頃、病院で検査を受け、正式にクラインフェルター症候群と診断された。


成長したら……

2024年7月、記者は近況を尋ねるため、歩美さんにオンライン取材を申し込んだ。

外資系IT企業で働く雄太さんの転勤に伴い、家族3人で米国に渡っていた。

パソコン画面越しに歩美さんが話し始めると、ふいに「ママ」と呼ぶ声が聞こえた。5歳になった長男の裕真君（仮名）が、画面に割り込み、歩美さんの横に並んだ。黒髪がつややかな裕真君は、人懐こそうに笑っている。慌てた歩美さんに促されて、すぐに別の部屋に移動したが、どこからどうみても元気そうな男の子だ。

裕真君は、日本の保育所のようなプリスクールに通っている。外では英語、自宅では日本語と使い分ける。父親の雄太さんは、米国の永住者カード（グリーンカード）を取得しており、米国滞在は長くなりそうだ。

歩美さんと雄太さんはまだ、クラインフェルター症候群について裕真君に伝えていない。幼いため、説明を理解することが難しいからだ。しかし、裕真君が大きくなる前には打ち明けなければいけない、と考えている。

理由の一つは治療だ。もし男性ホルモンの量が少ない場合、早期に男性ホルモンの補充療法を開始して、二次性徴を促す必要がある。

もう一つは、パートナーとの関係だ。歩美さんは最近、あるニュースサイトの記事に目が留まった。その記事に登場する夫婦は、結婚してすぐに子どもを望んだものの、なかなかかなわなかった。夫が医療機関を受診したところ、クラインフェルター症候群だとわかり、人工授精で子どもを授かることができたという。

「クラインフェルター症候群だとわかっていれば、子どもを授かりにくいのかどうかを調べて、先手を打てます。その時に、裕真がどう反応するかわからないけど、受け入れてくれるパートナーはいると思います」

歩美さんは、ＮＩＰＴをきっかけに早期にクラインフェルター症候群とわかったことは良かったと捉えている。心の準備ができ、子育てを見直すことができた。

「妊娠した当初は、この子をちゃんと育てないといけない、という気持ちが強かったです。どうやったら子どもの能力を伸ばすことができるのかと考えて、知育などの情報を集めていました。そのままならおそらく、子どもが幼いうちから教材セットを買い与えて、ガチガチの教育ママになっていたと思います。ＮＩＰＴの後、子どもにとっては何より愛情がないといけないと気付いたし、ちゃんと育ってくれたらいいやと思えて。ちょっと肩の力が抜けました」

一方、歩美さんには、ＮＩＰＴに複雑な思いもある。世の中には、お腹の子にクラインフェルター症候群の可能性があるとわかり、医師から中絶の選択肢を示された人もいると知ったからだ。

歩美さんはツイッター（現X）で、北陸地方に住む妊婦のアカウントから、ダイレクトメッセージを受け取った。その妊婦は、ＮＩＰＴでお腹の子がクラインフェルター症候群「陽性」と判明し、産婦人科医から中絶を前提に話を進められてショックを受けた、と説明していた。その後に連絡が取れなくなり、彼女が出産したかどうかはわからない。ただ、

「ＮＩＰＴを受けなかったら、問題なく出産できたのではないか」

と感じている。

実際に私たちの取材では、無認証施設のＮＩＰＴでクラインフェルター症候群とわかり、羊水検査後に中絶したケースもあった。

規制求める声も

性染色体を対象にしたＮＩＰＴが広まることを、懸念する団体もある。クラインフェルター症候群などの当事者や家族をサポートしている、「日本性分化疾患患者家族会連絡会（ネクスＤＳＤジャパン）」だ。

代表のヨ・ヘイルさんによると、連絡会には数年前から、無認証のクリニックでＮＩＰＴを受けて、クラインフェルター症候群「陽性」となった妊婦から、相談が来ている。無認証クリニックが「専門病院に相談して」「インターネットで調べてください」と言うケースもあり、妊婦に対して丁寧な情報提供やカウンセリングを行っていないと考えている。

「クラインフェルター症候群の当事者に会ったことのない医師やカウンセラーが多くて、実際に当事者がどう生きているのかという生身の姿が伝わっていません」

「クラインフェルター症候群の症状ばかり羅列するインターネットのページを見ても、実際の当事者の姿がまったく想像できません。このことは、性染色体以外の検査項目についても当てはまる問題です」

連絡会は2021年3月、無認証施設でのNIPTが広まっている現状を踏まえて、国に要望書を出した。性染色体の変化で陽性となった人が適切な遺伝カウンセリングなどを受けられるよう、対策を求めたものだ。要望書ではこう記している。

「（無認証施設で）X・Y染色体異数等が判明した場合、正しい情報の十分な提供と適切な遺伝カウンセリングが、どこでどのように行われるのかが、残念ながら不明確です。どこでも受けられなくなってしまうのではないかという大きな懸念があります」

「X・Y染色体異数を始めとする性分化疾患に対しては、社会全体はもちろん、一般の医療従事者の中にも未だに偏見が大きく存在します」

ヨさんはそもそも、クラインフェルター症候群をNIPTの対象とすることに、違和感を覚えている。

「クラインフェルター症候群は、具体的な症状が表れる人もいるので、『疾患』という言い方自体を否定するものではありません。しかし、『疾患』としてＮＩＰＴで調べることで、クラインフェルター症候群の当事者の存在自体が『疾患』『異常』というようなイメージが、広がってしまいます。ＮＩＰＴを巡る議論では、生まれてくる奇跡、生きていく大切さがなおざりにされています。人間の存在を軽んじる傾向があるのではないでしょうか。国は少なくとも無認証施設によるＮＩＰＴの実態調査をして、法律で規制すべきです」

第3章

拡大する無認証
追いかける認証

第1～2章では、無認証施設でNIPTを受け、〝陽性〟となった方たちのエピソードを紹介した。では、無認証施設の医師たちは、出生前検査についてどのように考えているのだろうか。私たちはインターネットの情報を頼りに、訪ね歩いた。

妊娠6週の「早期NIPT」

全国の無認証施設を調べると、医療機関や仲介企業を中心とした、いくつかのグループが形成されていた。2022年、その一つのクリニックを運営する平石貴久医師を取材した。

平石医師は、Jリーグ・柏レイソルのチームドクターや元横綱・朝青龍の主治医を務めたことのある有名なスポーツドクターだった。東京・六本木にクリニックを開業し、元プロ野球選手の清原和博氏が愛用していた「ニンニク注射」の生みの親として、さまざまなメディアに登場した。経営する医療法人が2014年に破産したものの再起し、2018年に自身のクリニックでNIPTを始めた。

クリニックのホームページを見て、気になったことがある。「早期NIPT」と称して、妊娠6週以降の女性に検査を実施しているのだ。通常、NIPTは妊娠9～10週以降に提供されている。本当にそんなに早い段階で、検査できるのだろうか。

私たちは東京都内の一等地、港区麻布十番を訪れた。雑居ビルの一室に入ると、中はこざっぱりとした普通のオフィスのようだ。案内された小部屋の窓から、東京タワーが間近に見える。

しばらくすると、隣の部屋で診療を終えた平石医師が入ってきた。紺色の「スクラブ」と呼ばれる医療用衣に身を包んでいる。クリニックの事業に協力する、検査仲介企業の男性役員が同席した。

産婦人科や遺伝の専門医ではない平石医師がなぜ、ＮＩＰＴを提供するのか。

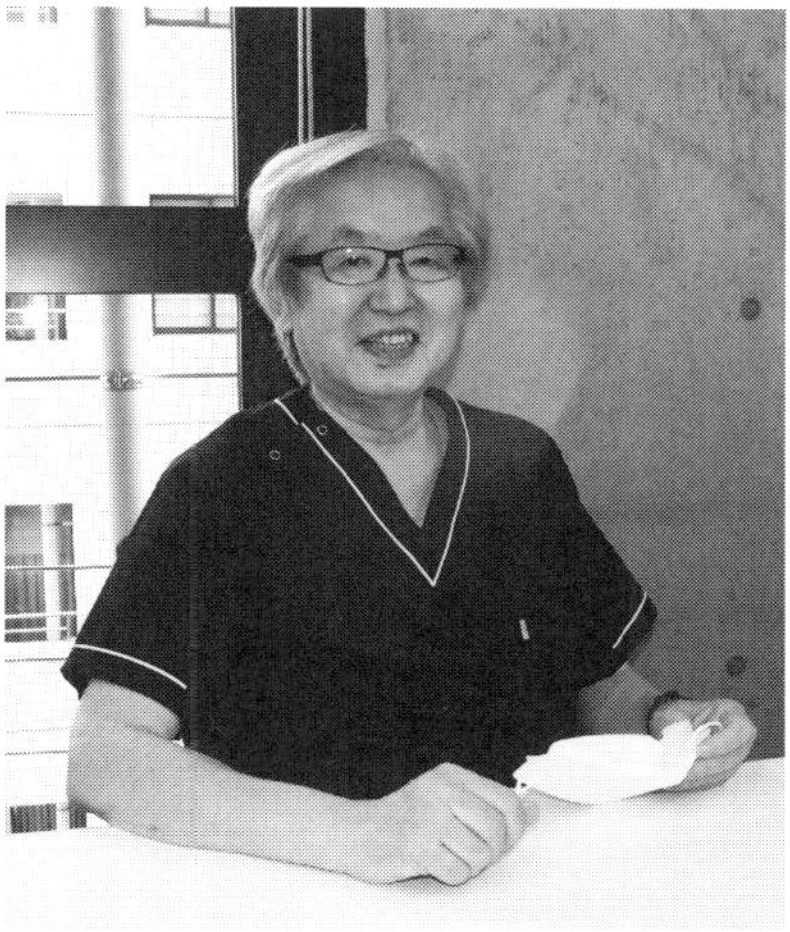
NIPTについて語る平石貴久医師（東京都港区、2022年6月撮影、毎日新聞社提供）

「高齢出産が増えて、ダウン症をはじめとして先天性疾患の子どもが生まれてきてるというのは耳に入って、こういう検査が事前にあるんだったら、受けた方がいいんじゃないかって」

と考えたという。

ホームページでは、クリニックと提携してＮＩＰＴを実施する１００前後の医療機関を紹介している。認証施設のように遺伝カウンセリングを必ず行っているわけではない。もしＮＩＰＴで陽性となったら、希望者には遺伝カウンセラーを紹介し、かかりつけの産婦人科で羊水検査を受けるよう促している、と説明する。

認証施設と異なり、微小欠失や微小重複など日本医学会の指針で認めていない項目も調べている。

「うちは全部やってるんですよ。患者さんが知りたいか、知りたくないかですね」

それらの項目の検査精度に関するデータを尋ねると、同席する仲介企業の男性から、

「検査機関によって違う。答える話ではないですね」

と断られた。

話題は、妊娠6週からの「早期ＮＩＰＴ」に移る。

「お客様が皆さん高齢で『早く知りたい』っていうので、第1段階に6週以降で来られる人は来てくださいっていうふうにやっています。10週以降の方が（検査結果の）間違いは少ないのでもう一度来てもらって、そっちはタダ（無料）。2回やっても料金は1回分しかもらわない。それで患者さんの不安を早く取ってあげている」

平石医師はあくまで患者本位で、２０２１年から早期ＮＩＰＴのサービスを始めたと強調する。妊娠6週以降に1回目、妊娠10週以降（２０２５年現在は9週以降）に追加費用なしで2回目の検査を受けられるという。「研究」という位置付けで、２回目の検査を提供することで精度を担保している、という説明だ。

「うちとしては全然もうからないんだけど、ぶっちゃけね。（同じ値段で検査を2回するため）利益も半分になるし」

もし大学病院で研究をするのであれば、通常は「研究計画」を作成し、倫理委員会の承認を得る。このクリニックでも同様の手続きを取っているのだろうか。再び、仲介企業の男性が答えた。

「こちらでは研究計画というのは作成してないですね」

「世間に叩かれたくない」関与伏せる検査会社

妊娠9週より前の検査は、他の無認証施設でも行われている。実際に妊娠6週でNIPTを受けたという東海地方の女性（30代）を見つけ、話を聞いた。

女性は妊娠がわかってすぐ、インターネットでNIPTを受けられるクリニックを探した。妊娠6週で受けられるクリニックを見つけ、「早く結果がわかったら、考える時間ができていいかな」と申し込んだ。

クリニックで署名した同意書には「研究」という文字が書いてあった。どのような研究か、医師から説明はない。妊娠6週で1回目、妊娠10週で2回目の検査を受け、いずれも陰性だった。

女性は検査結果に安心する半面、気がかりになったことがある。

早期NIPTの結果は、妊娠9週より前に出る可能性がある。そうすると、経口中絶薬（飲む中絶薬）を服用できる期間と重なってくるのだ（日本で製造販売が承認されている経口中絶薬メフィーゴパックは、妊娠9週0日まで使用できる）。妊娠9〜10週以降を対象にした通常のNIPTでは、考えられなかったことだ。

「そのうち、子どもの性別が希望通りじゃなかったら、すぐに経口中絶薬を飲む人が出てくるかもしれない。それって倫理的にどうなんだろう」

女性が持っていた検査結果の資料には、東京都内にある小さな検査会社の名前があった。私たちは、この会社を訪ねることにした。

オフィスは、繁華街の雑居ビルにあった。薄暗い廊下を通って案内された部屋は、長テーブルと椅子が並ぶ会議室だ。今はもう使われていないらしい古い時計やパソコンが、雑然と置かれている。その隣の部屋には、ゲノムを解析する「次世代シークエンサー」などの装置が並んでいた。記者はこれまで複数の検査会社を取材したことがあるが、それらに比べると、建物は古く、あまり清潔ではないように感じた。

腰の低そうな男性社長が入ってきた。社長は大手検査会社の元研究者で、独立して今の会社を設立したという。保健所に衛生検査所として登録し、新型コロナウイルス感染症のPCR検査から性感染症の検査まで、さまざまな検査を請け負っている。さらには、老化に関わる遺伝子を調べるという「アンチエイジング」の遺伝子検査キットまで、インターネットで販売する。ゲノムの解析装置を使ってできるビジネスを手広くやっている印象だ。

話題がＮＩＰＴに及ぶと、社長の顔がこわばった。実はＮＩＰＴを手がけていることを、対外的に伏せているのだ。その理由は、無認証施設の検査に関わっていることを行政機関や医療関係者に知られるとまずい、と考えたからだという。

「今、国とか産科婦人科学会とかがシビア（無認証施設に厳しい）でしょう。私たちが変なことやると、ものすごく叩かれたりするから、ＮＩＰＴのことは極力表に出さないようにしてます。遺伝子検査を手がける会社には、いい加減なところもいっぱいあって、そういうところと一緒くたにされたくないです」

この会社では、無認証施設が採取した検体の解析を、仲介企業から受託している。その中には、妊娠６週の女性の検体もある。社長によると、妊娠週数が早いと妊婦の血液に含まれる胎児由来のＤＮＡの量が少ないが、一定量あれば検査ができるという。「技術的には大丈夫だ」と胸を張る。

妊娠６週と10週では解析の手法がやや異なるといい、詳細は「話せない」という。どのような結果が出ているかと尋ねても、

「そこはちょっと答えられないです。これを調べられるんだったら、学会の先生たちに

聞くのはどうですかね」

と煙に巻く。

社長は妊娠6週の検査について、妊婦の希望に応えて提供する「臨床」と、科学的根拠を確かめる「研究」の中間だ、と説明する。その「研究」の成果を論文にまとめる予定については、

「今僕らがそれをやる時期ではない」

と答えるのみだった。やはり「研究」の実態はよくわからなかった。


ＮＩＰＴに詳しい国立成育医療研究センターの左合治彦シニアアドバイザーによると、早期のＮＩＰＴについて、検査精度を確かめた信頼性の高い研究結果はない。認証施設では確実に調べられる妊娠10週以降に限って検査しているという。

「妊娠6週では、母親の血液に流れる胎児由来のＤＮＡ断片が少ないため、きちんと調べられない可能性が高い。その場合に無認証施設や検査会社が『判定保留』か『陰性』か、どのように判断しているかわからない。無認証施設は『うちは早くから調べられますよ』と言って、客引きをしているだけではないか。もし10週以降に調べ直すのであれば、最初から10週以降に検査すればいい」

お飾りの勤務医

無認証施設に勤務する医師の多くは、産婦人科とは無縁だ。

大学教授や病院長まで務めたことのある高齢の小児科医。大学病院で放射線科医として働いた後、美容脱毛クリニックなど勤務先を転々とする若手医師。大学病院に所属しながら無認証施設でアルバイトする腫瘍内科医……。経歴を調べると、さまざまな背景をもった医師が流れ着いている。

高収入にひかれて、無認証クリニックで働いた経験のある西日本の男性医師に話を聞いた。

男性医師はもともと自分の診療所をもつ開業医だった。新型コロナウイルス感染症の流行に伴って政府が外出自粛を要請すると、来院する患者が激減。経営が行き詰まった診療所を閉鎖し、働き口を探していたところ、無認証クリニックの求人を見つけた。

用意されていたのは、新たに開設するＮＩＰＴ専門クリニックの雇われ院長ポストだ。週４日の勤務で、年収は１７００万円程度になる。この地域の勤務医の年収相場より数百万円高く、魅力的だった。

男性にとって産婦人科は専門外で、ましてや出生前検査の知識はなかった。それでも、応募するとすぐに採用された。

「たまたま他にいい人が見つからなかったようだ」

と振り返る。

研修は、同じ系列のクリニックで1日だけ行われ、検査の流れを覚えた。妊婦への説明内容はクリニックのホームページも参考にして学んだ。

その後すぐに診察を始めたものの、実務でまごつくことはなかった。クリニックが行うのは、医師の問診と、看護師の採血のみ。その問診は妊婦1人当たり5分程度で、資料を渡して、型通りの簡単な説明をするだけだった。

「だいたい検査の流れは決まってるし、説明することもそんなに細かくないしね」

その時にどのような説明をしていたのかと記者が尋ねると、

「一番多いのはダウン症ですよね。ダウン症はエックス、エックス……忘れちゃったな」

「忘れちゃった」

とぼんやりしている。

記者が、

「ダウン症候群は、21番トリソミーですよね」

と言うと、

「そうそう21番。当時は本を見ながら覚えたんだけど。アハハハ」

と、あっけらかんと笑っていた。研修の際に、遺伝子疾患や婦人科に関する書籍を3冊ほど受け取ったというが、内容はうろ覚えだ。男性医師が行うのは採血前の問診のみで、検査後の妊婦にはノータッチだった。そのため、さほど専門的な知識を求められることもなかった。

開設したばかりのNIPT専門クリニックの利用者は、一日5～6人程度と少なく、まったく妊婦が来ない日もあった。数カ月後、経営陣から「後任が決まった」と突然伝えられ、解雇された。

「まあ、『飾り』ですよ。クリニックを開設するのには医師がいるから」

経営陣にとっては、医師免許さえあれば誰でも良かったのだろうと考えている。

東京・銀座の美容皮膚科

NIPTの仲介企業と連携するクリニックは、なぜか美容系が目立つ。

「心をときめかせながらきれいに」。東京・銀座の美容皮膚科クリニックは、白やピンクを基調にした華やかなウェブサイトに、こんなうたい文句をかかげている。「美容注射」「脱毛」「アートメイク」などの施術を紹介する一方、NIPTも手がける。

取材を申し込むと、女性院長は当初渋ったものの、「電話でなら」ということで話を聞けた。

数年前、仲介企業からＮＩＰＴの採血を依頼された。問診して血液を採取し、郵送するだけで、１件当たり数万円の報酬が支払われる仕組みだ。「陰性となって大丈夫だったら妊婦さんは安心するし、いいか」と考えて、引き受けた。

女性院長に遺伝医療の知識はなく、遺伝カウンセリングをしていない。

「うちは採血するだけだから、遺伝カウンセリングまで必要ないでしょう。産婦人科医は必要とか言うかもしれないけど、うちは産婦人科じゃないしね。妊婦さんは自分たちでウェブサイトを見て考えて、ＮＩＰＴを受けると決めてるからここに来てる。私があれやこれやと言うこともない」

依頼は月に３～４件くらい。まだ、ここでＮＩＰＴを受けて陽性となった人はいないという。院長には持論がある。

「出生前検査は『命を選ぶ』とか言われるし、正義漢ぶって中絶を止めた方がいいと言う人もいるかもしれない。だけど、ＮＩＰＴを受けるか受けないか、中絶するかしないかは、本人が決めればいいことだと思う」

本来、産婦人科は母親と胎児の命に直結する専門的な分野だ。大学病院や総合病院で専門研修を受けた、産婦人科専門医の資格を持つ医師が多い。

ところが、無認証施設の関係者に取材すると、多くがこの銀座のクリニックのように、型通りの説明と採血しか行っていなかった。検査結果は仲介企業がオンラインで提供し、医師が羊水検査やお産までフォローしているところは少ない。そのため、無認証施設でＮＩＰＴの採血を行うだけなら、産婦人科の知識がなくてもこなせてしまうのだ。

また、日本では、医師免許さえあれば、基本的にどの分野の診療でも手がけることができる。クリニックを開業する際に、どの診療科目でも自由に標榜することができるのだ。

例えば、銀座にある別のクリニックは、保健所に診療科目を「産婦人科」として届けている。しかし、医師である院長には産婦人科専門医の資格はなく、提供している診療行為はＮＩＰＴのみだった。

「まるで検査の代行業者のようだった」

ＮＩＰＴを経験したある妊婦は、無認証クリニックの印象をこう表現した。

佐渡の公立診療所

仲介企業のウェブサイトを見ていると、連携する医療機関の中に、公立診療所の名前を見つけた。新潟県佐渡島南部の小木《おぎ》漁港に面した「佐渡市小木診療所」だ。

診療科目は整形外科と内科で、開設は２０２０年5月と新しい。地元メディア「にいがた経済新聞」の報道によると、小木地区で唯一の医療機関が閉鎖したため、佐渡市が現在の院長に、新たな診療所の運営を委託したという。そんな地域医療の砦がなぜ、無認証のままNIPTを行っているのか気になった。

2022年6月、記者が小木診療所に電話すると、院長が出た。

「ここは僻地で、医療機関自体が少ない。佐渡でも本土と同じレベルのことができるんだよ、ということで（NIPTを）提供しています」

NIPTを始めるきっかけは、郵送で届いた仲介企業の勧誘資料だった。この当時、佐渡島にNIPTを提供する医療機関はなかった。認証施設、無認証施設のいずれも、若い人の多い都市部に偏っていたためだ。新潟市内の医療機関まで、フェリーで海を渡って受診するには片道で数時間かかるため、妊婦にはハードルが高い。仲介企業と提携することにした。

「希望していることが佐渡じゃできない、というのはかわいそう。NIPTに限らず、なるべく患者さんのリクエストには応えるようにしてます」

取材時までに、小木診療所でNIPTを受けた妊婦は1人だけだった。院長は、佐渡市内の妊婦が島内でNIPTを受けられることを知らないのでは、と推測する。そのため、1人でも希望者がいたことに「僕がびっくりしました」と明かす。

将来的に島内にNIPTの認証施設ができたら「役目は終わり」と考えているが、まだその気配はない。

佐渡市の担当者は、小木診療所がＮＩＰＴを提供していることについて、どう考えているのだろうか。

「知らなかったです。先生との契約では、細かいことまで決めていません。細かい診療行為は先生の裁量の範囲内だと思います」

競うように増える無認証施設

美容皮膚科などの無認証施設は、増加の一途をたどってきた。認証施設と競うようにだ。

次頁に掲げたのは国内でＮＩＰＴを実施する医療機関数の棒グラフだ。

「認証施設だけでなく、無認証施設もどんどん増えてきている」

そう語るのは、昭和大学医学部産婦人科学講座の関沢明彦教授。長年、国内の出生前検査の研究をリードしてきた第一人者だ。国内の大学や国立研究機関で作る「ＮＩＰＴコンソーシアム」の事務局も務めている。

認証施設の数は日本医学会が公表しているが、無認証施設に公式に集計された数字がない。ＮＩＰＴコンソーシアムのメンバーが毎年、インターネットで無認証施設のホームページを閲覧して数えている。

NIPT実施施設数の推移　＊NIPTコンソーシアム調べ

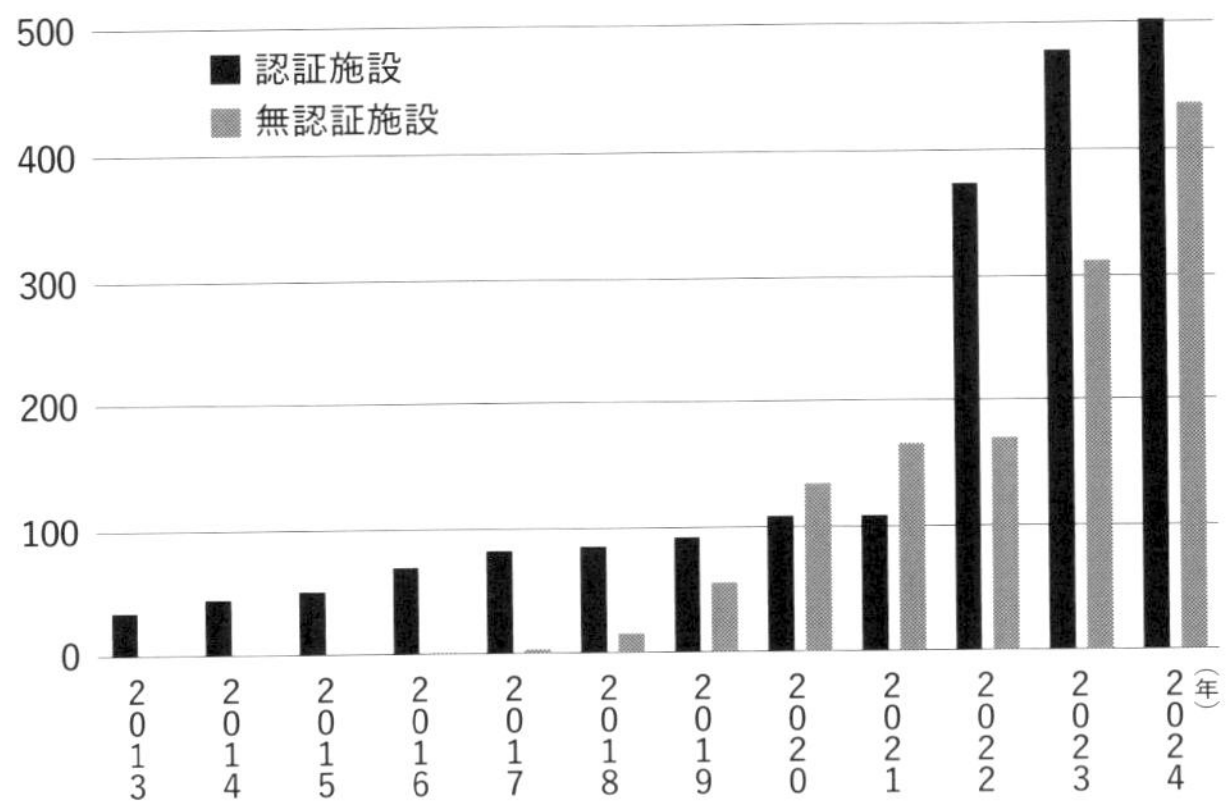

グラフからは、国内のＮＩＰＴの歴史が見えてくる。

２０１３年に認証制度が発足し、大学病院や国立研究機関の研究としてＮＩＰＴが始まった。学会の指針で、産婦人科医に加えて小児科医や臨床遺伝専門医の在籍といった厳しい要件を課し、中小病院やクリニックには参入障壁となっていた。

認証制度はあくまで学会の自主ルールに基づくため、法的根拠はない。無認証での検査を止めることもできない。ＮＩＰＴをビジネスチャンスと捉えた企業などが次々に参入し、全国の診療所に「クリニック売上向上のご提案」といった資料を送って勧誘した。採血をするだけの美容皮膚科や内科のクリニックが一気に増え、無認証施設の数は瞬く間に認証施設を追い越した。

取材班が２０２２年６月に、インターネットなどで調べた際には、無認証施設は全国で１８２あった。保健所への届出などの情報に基づいて診療科を分類すると、美容系（美容皮膚科・美容外科・美容内科）89、内科89、皮膚科54、形成外科42の順に多く、産科・産婦人科は10だけだった。その多くがインターネット広告や、イラストを駆使したわかりやすいウェブサイト作りに注力していた。

急成長したあるクリニックのグループは、事業収益が２０１８年11月期の４億４８１０万円から、２０２１年11月期の23億６５９８万円へと膨れ上がった。たった３年間で５倍になった計算だ。埼玉県の皮膚科クリニックからスタートし、今では全国で10以上のクリニックを直営しつつ、１００前後の医療機関と連携してＮＩＰＴを手がけている。

こうした状況を問題視する研究者らが働き掛け、２０２２年７月に、国が関与するＮＩＰＴの新たな認証制度が発足した。これまで妊婦が身近でＮＩＰＴを受けられる認証施設が少なかったという反省から、中小病院やクリニック向けに要件を緩めた「連携施設」枠を設けた。すると、認証施設の数は大幅に増えて、無認証施設と再逆転した。

ただ、無認証施設が拡大の勢いを失ったわけではない。仲介企業は地方のクリニックを中心に営業活動を続けており、その数は再び認証施設に迫ろうとしている。

全体の「半数は無認証施設」

無認証施設での検査数についても、統計はない。手がかりとなるのは、厚生労働省研究班（出生前検査に対する支援体制構築のための研究、代表者＝白土なほ子・昭和大学准教授）の調査だ。

厚労省研究班は2023年2〜4月、妊婦向けのスマートフォン用アプリ「ルナルナ」を通じてアンケート調査を行った。対象はＮＩＰＴを受けたことのある、妊娠中か産後1カ月以内の女性（20〜45歳）だ。ＮＩＰＴを受けた医療機関については、57％が大学病院などの認証施設、23％が無認証施設、20％がどちらかわからないと回答した。

ただ、研究班メンバーでもある昭和大学・関沢教授の分析では、別の設問の回答を踏まえると、本当は無認証施設で受けたのに誤って「認証施設で」と回答した人が一定数いる。この分を考慮し、「半数近くは無認証施設で受けているのではないか」と推測する。

関沢教授によると、2022年度に認証施設で3万件程度のＮＩＰＴが実施されている。無認証施設の実施数も同規模だとすると3万件程度。利用者数は年々増えており、妊婦10人に1人がＮＩＰＴを受ける時代が迫りつつある。

このアンケート調査では、ＮＩＰＴにまつわるさまざまなことを尋ねている。

検査費用は11〜14万円（22％）、8〜11万円（21％）をピークに、5万円未満（10％）から26万円以上（2％）まで幅広く分散していた。無認証施設は、検査項目を絞った低価格商品から、100種類以上の疾患を網羅的に調べる高価格帯のものまでそろえて、誘客しているからだろう。

「無認証施設を利用した」と回答した274人の多くは、性染色体疾患（142人）、特定の染色体の微小欠失・重複（101人）、単一遺伝子疾患（25人）といった、日本医学会が認めていない項目まで調べていた。

施設を選ぶ際に何を重視したか（複数回答）も尋ねている。認証施設で受けた人では、①認証施設である（61・6％）、②かかりつけ医から紹介された（47・9％）、③施設へのアクセスが良い（28・1％）の順だった。

無認証施設で受けた人では、①施設へのアクセスが良い（54・4％）、②検査費用が安い（50・2％）、③三つの染色体疾患（13、18、21トリソミー）以外の検査ができる（49・1％）が挙がった。認証施設を選んだ人に比べて、利便性やコスパ（費用対効果）を重んじているようだ。

拡大する検査項目

厚労省研究班の調査は、無認証施設の幅広い検査項目が、「安心」を求める女性たちを引きつけていることを浮き彫りにした。

東京都の女性（39歳）は、数十項目調べられるという無認証施設のＮＩＰＴを利用し、すべて陰性だった。「高齢出産だったので不安があり、調べられる項目は全部調べたいと思った。結果がわかってほっとできたし、不安を消すことができた」と感謝している。

より多くの項目を調べることで得られる安心。しかし、国立成育医療研究センターの左合治彦シニアアドバイザーは、そこに落とし穴があるとみる。

そもそも検査項目を拡大したところで、確率的にはほとんどが陰性になる。まず、コラム1で示した認証施設が行う三つのトリソミーでみると、検査結果は陰性97・8％、陽性1・8％、判定保留0・4％の割合だった。3項目以外の染色体の変化については、国内できちんと検証したデータがないものの、実際の発症頻度は極めて少なく、陽性となる確率も低いと考えられるという。

「無認証施設は、ほとんど陽性が出ないということを前提に、妊婦に『受けておくと安心ですよ』と呼びかけている」

また、3項目以外では、検査の精度も課題になる。

3項目の陽性的中率（陽性という結果が正しい確率）は、21番染色体（ダウン症候群）97・3％、18番88・0％、13番54・3％だ（2013～21年、ＮＩＰＴコンソーシアム調べ）。それ以外の項目については、やはり国内で十分に検証されていない。

２０１７～18年にオランダで行われたＮＩＰＴのデータが参考になる。３項目以外のまれな染色体のトリソミー（性染色体を除く）の陽性的中率は、６％と極めて低かった。16回陽性と出ても、そのうち15回は偽陽性という割合だ。

ＮＩＰＴで陽性と出た場合、通常は羊水検査などの確定的検査で調べ直すことになる。ただ、羊水検査は０・３％程度の確率で流産を起こすリスクがある。

「海外の論文を踏まえると、三つのトリソミー以外は、陽性的中率が低い。陽性と出たらかえって妊婦の不安をあおるし、本来は不要なはずの羊水検査を増やしかねない。検査として広く提供することは誤りだ」

ただ、左合氏は今後10年、20年で、ＮＩＰＴの技術革新がさらに進むとみる。遺伝性疾患と関わりの深い「エクソン」という領域を網羅的に解析する技術や、まったく別の技術が実用化される可能性があるという。研究が進めば、検査精度のデータも変わってくる。

「今よりもはるかに多くの変異を特定できるようになるでしょう。すると、どの変異がどれだけ病的なのか判断が難しく、遺伝カウンセリングが非常に困難になる。大きな問題になるかもしれません」

新たな研究

無認証施設だけが検査項目を拡げている現状に、不満をもつ病院関係者はいる。ある大学病院の産科医は、

「いろんな病気を調べられる検査の方が魅力的に映るし、自分が妊婦ならそちらを選ぶ。なぜ認証施設だけが、3項目に縛られなければいけないのか」

と漏らす。

研究者の間では、10年ほど前から検査項目の拡大論がくすぶり続けてきた。2015年には研究者の有志が、検査項目の拡大を関係学会へ要望した。ところが、検査が歯止めなく広がることを懸念する小児科医の団体などから批判が出たため、有志は要望を撤回した。

出生前検査の拡大は、たびたび大きな議論を巻き起こしてきた。

1960年代に羊水検査が実用化されると、1972年に兵庫県が「不幸な子どもの生まれない運動」として、羊水検査の費用を補助する制度を設けた。遺伝性疾患をもつ子どもを「不幸な状態を背負った児」と呼び、検査の普及を図ったのだ。この頃、優生保護法に基づいて障害者に強制不妊手術が行われており、国を挙げて「人口の質」や社会保障費などの観点から、障害児の発生予防を推進していた。だが、脳性まひの当事者

団体「大阪青い芝の会」が抗議すると、県は費用補助を中止した。

次の波は1990年代に訪れた。妊婦の血液中のタンパク質やホルモンの濃度を調べて、ダウン症候群などの確率を判定する母体血清マーカー検査が日本に導入された。日本ダウン症協会は検査の普及の凍結を要求した。1999年、厚生省（当時）の専門委員会が見解をまとめ、「胎児の疾患の発見を目的としたマススクリーニング検査として行われる懸念」を示し、「医師は妊婦にこの検査の情報を積極的に知らせる必要はなく、勧めるべきでもない」とした。

マススクリーニングとは、不特定多数の対象に提供される検査のことで、生まれた後の赤ちゃんを対象にした先天性疾患の検査で実施されている。しかし、中絶につながる出生前検査のマススクリーニング化は避けるべきとされ、検査を受けるかどうかはあくまで、妊婦の自己決定に委ねている。

こうした考えは、2013年に本格的に始まったNIPTでも踏襲され、積極的に情報提供しない医療機関が多かった。ところが、近年対応が変わりつつある。

2021年に厚生労働省の「NIPT等の出生前検査に関する専門委員会」がまとめた報告書は、子どもを産む・産まないなどの自己決定に関わる「リプロダクティブ・ヘルス／ライツ（性と生殖に関する健康と権利）」に触れつつ、出生前検査の目的を「妊婦及びそのパートナーの家族形成の在り方等に係わる意思決定の支援」と位置付けた。妊婦の自由な意思決定を強調し、一律の実施や推奨を否定した。

一方で、無認証施設やインターネット上の不正確な情報を問題視し、「妊婦が検査を正しく理解した上で判断ができるよう、妊娠・出産・育児に関する包括的な支援の一環として、出生前検査に関する情報提供を行うべきだ」と示した。つまり、検査への誘導にならないように気を配りつつ、積極的に検査の情報を提供するという、相反する方向性の取り組みを求めた格好だ。

実際に医療機関がＮＩＰＴのリーフレットを配ったり、自治体がホームページでＮＩＰＴを受けられる施設を紹介したりするようになった。ＮＩＰＴの実施件数が増えている一因でもある。

２０２２年に新たな認証制度がスタートした後、大学病院を中心に新しい臨床研究を模索する動きが本格化した。関係者の１人が私たちに狙いを語っていた。

「超音波検査で胎児に多発奇形や全身がむくむ胎児水腫などが確認されたとき、羊水検査を行っています。新しい研究では、流産リスクのある羊水検査ではなく、ＮＩＰＴで染色体の数の変化や微小欠失などを調べたいと考えています。ＮＩＰＴは陰性的中率（陰性という結果が正しい確率）が極めて高いので、もし結果が陰性であれば信頼でき、羊水検査を回避できるかもしれません。

微小欠失などを調べますが、無認証施設のＮＩＰＴとはまったく違います。無認証施設は、希望者すべてに検査を実施しているので偽陽性が多くなる。私たちの研究では、胎児に染色体異常がある可能性が高いケースに限定するので、偽陽性を抑えられます」

つまり流産リスクのある羊水検査を減らすために３項目以外のＮＩＰＴを活用する、本当にそれが可能かどうか研究で確かめる、ということだ。関係者の説明通りなら、科学技術の使い方として一定の合理性があるように思えた。

とはいえ、ＮＩＰＴの検査項目を増やすことは、その疾患を持つ子どもが生まれないようにすることにつながる可能性があり、倫理的・社会的な影響が大きい。

２０２３年5月、研究のあり方を巡る議論が、こども家庭庁の「ＮＩＰＴ等の出生前検査に関する専門委員会」で始まった。同年４月にこども家庭庁が発足し、出生前検査に関する業務が厚労省から移管されていた。

１年間の議論

記者は、こども家庭庁のユーチューブで配信されている会議の様子をのぞいた。事務局スタッフや、一部のメンバーは現地の会議室にいたが、約20人の委員のほとんどはオンラインで出席していた。

挙手ボタンを押した委員が順番に指名され、手短に意見を述べていく。画面越しだからだろうか、それぞれの委員の表情は、なかなか伝わりづらい。

委員の顔ぶれはさまざまだ。実際にＮＩＰＴを妊婦に提供している産婦人科医、ダウン症などの家族らで作る団体、生命倫理や法学の研究者などもいる。これから3項目以外のＮＩＰＴを、「研究」という位置づけで始めるのに向けて、詳細な条件を話し合うという。条件つきながら大きな転換点だった。


会議の初回に、こども家庭庁研究班（出生前検査に関する情報提供体制・遺伝カウンセリング体制・支援体制の構築のための研究、代表者＝三宅秀彦・お茶の水女子大学教授）が、海外のＮＩＰＴの動向を報告した。

欧米各国の指針は、三つのトリソミーの検査を推奨しているが、他の染色体の数の変化や微小欠失・重複については「精度が未確立」などの理由からほとんど推奨していない。性染色体の数の変化については、国によって推奨・非推奨が分かれていた。

こども家庭庁研究班はさらに、日本の新たな臨床研究を行う際の「留意点（案）」を示した。適切な遺伝カウンセリングや出産後のフォローもできるように大学病院などの基幹施設を中心に行うこと、偽陽性を増やさないように「ハイリスクの集団」などに検査対象を絞ること、羊水検査など確定的検査で調べられる項目で実施すること――の3点を盛り込んだ。先述の関係者の話と合致する内容で、この会議の議論の土台となった。

いざ議論が始まると、検査項目の拡大について、さまざまな意見が出た。

推進派の産婦人科医は「ＮＩＰＴで陰性とわかれば、羊水検査を受けないでいいと判断する人もいっぱい出てくる」と、想定する研究が妊婦にもたらすメリットを強調した。

生まれたばかりの赤ちゃんを診療する新生児科医の委員も、研究に賛同した。出生前検査が生まれた子どものＱＯＬ（クオリティー・オブ・ライフ＝生活の質）の向上に役立つことは多く、「こういう研究を進める流れを止めるべきではない」と主張。出生前検査にはさまざまな種類があり、「ＮＩＰＴだけ非常に大きな制限をかけるのは、もう難しいのではないか」と疑問を呈した。

一方、三つのトリソミーの家族団体関係者は、慎重論を口にした。現在でもＮＩＰＴが「妊娠継続するかしないかの判断」に使われている。そのため、検査対象の疾患は「すごく重篤ではないか、中絶の対象になるのではないかという社会の誤解」を招いていると指摘する。妊婦へのカウンセリングの体制を整えないまま対象疾患を広げると、新たな疾患についても同じような状況になりかねないと危惧した。

他の委員は、認証施設が検査項目を拡大することで「やっぱり認証外でやっていた検査のほうがよかった」と理解されないよう、十分な説明を求めた。ただ、研究をする前提で議論が進んでおり、研究の自由の観点からも、研究を止めるよう要求する委員はいなかった。

議論の終盤では、新たな研究の情報を「すべての妊婦」に周知すべき、との意見も出た。条件に合う妊婦が研究に参加しやすくなるように、との考えからだ。これに対して、検査業界関係者はくぎを刺した。

「妊婦さん全員に向けて、こんな臨床研究がやられていますということで、リクルートをするような形を取ったら、それこそ何のための臨床研究かということがわからなくなって、単に非認証施設への対抗の枠組みを組んでいることにしかならないのではないか」


専門委員会は1年をかけて議論を重ね、2024年3月に見解をまとめた。研究という名目で検査項目を広げる道筋をつけたわけだが、見解の端々には、拡大を懸念する委員への配慮がうかがわれた。

NIPTの臨床研究は、妊婦とパートナーの「家族形成の在り方等に係わる意思決定に資する」だけではなく、「胎児治療や産まれてくるこどもの早期治療、療養につなげることを念頭において実施されることが重要」と位置付けた。また、無制限に研究を行うことは「不適切」と明記した。

研究は、認証施設のうち大学病院などの基幹施設を中心に行う。患者数が極めて少ない疾患を扱うことから、診療した実績や十分な遺伝カウンセリングが必要になるためだ。

検査の対象は、超音波検査の結果や家族の病歴などから、胎児に疾患がある可能性が高い妊婦だ。性染色体については、医学的な有用性や社会・倫理的妥当性がある場合に限定し、性別のみを調べる目的では行わないとした。

また、手続きの透明性の確保を強調した。倫理的、社会的な課題を考慮して研究計画を立案し、日本産科婦人科学会、日本人類遺伝学会、日本小児科学会の意見を踏まえるよう求める。研究が終わった後、そのまま通常の診療で提供するかどうかは「改めて慎重に検討されるべき」とした。

この見解には、研究で調べることになる3項目以外の疾患の名称が記載されておらず、内容をつかみづらい。具体的に何が始まるのか、これからの研究に委ねられている。

理想はＮＩＰＴ無償化するオランダ？

議論に参加した委員は、現在の状況をどう受け止めているのか。まずは、研究を推進する昭和大学の関沢教授に話を聞くことにした。

研究室で、関沢教授はノートパソコンを開き、次々とスライドを見せながら、ＮＩＰＴの歴史と現状を説明し始めた。

そして、昭和大学病院を受診したある妊婦の声を紹介した。

「ここで調べられるのは、三つだけですよね。私は無認証で検査してきます。もっと調べられる部分があるから、ちゃんと見たいです」

認証施設である昭和大学病院はＮＩＰＴの検査項目を三つのトリソミーに限定している。関沢教授は「不妊治療でやっと妊娠した高年齢の妊婦さんも多い。不安が強く、非常にさまざまな情報を入手して、あえて自ら無認証施設での検査を選択する人もいる」と語る。

この妊婦は「もし無認証施設のＮＩＰＴで結果が陽性だった場合は、昭和大学病院で相談やその後の検査に応じてほしい」とも希望した。こうした妊婦の声があれば受け止め、無認証施設での結果を踏まえて対応せざるをえないという。

では、医学的にＮＩＰＴの一番のメリットは何か。関沢教授は「ＮＩＰＴで陰性が確認できれば、流産のリスクがある羊水検査を減らすことができる」という。

専門委員会では、３疾患以外の海外での臨床研究の事例も紹介された。例えば、超音波検査で22q11.2欠失症候群が疑われた妊婦を対象にしたＮＩＰＴでは、高い陽性的中率が報告されたという。

関沢教授は「ＮＩＰＴの染色体疾患の検出率は高く、羊水検査に相当する検査が、技術的には可能になってきている。超音波で赤ちゃんに異常が見つかって羊水検査を提案される妊婦さんは多いが、彼女たちに羊水検査しか選択肢がないのは問題だ」と訴える。「よく勉強して考えた妊婦さんが、無認証施設での検査を選ぶ気持ちは理解できるが、無認証施設での検査の信頼性などについて情報がないため、結果の評価には課題がある」という。

検査項目を３項目以外に広げることについては、認証施設の研究者らの間でこれまでもたびたび議論になってきた。関沢教授は「微小な染色体の変化がどの程度見つかって、どの程度の精度で検査できるかを明らかにしていくことは、妊婦が検査の選択肢を考える際の基本情報として必要になってくる」と語る。研究を進め、必要な状況にある妊婦が検査できるようにすることで、流産リスクのある羊水検査を回避できるようにする必要があるという。

関沢教授は日本で研究が進まないことに対する、歯がゆさを感じているようだった。

日本のＮＩＰＴは今後、どこへ向かうのか。

関沢教授が海外の実例として挙げるのが、オランダだ。２０１４年から日本と同じ３項目の臨床研究が始まり、ハイリスクの妊婦に限ってＮＩＰＴを実施していた。ただ、より幅広い項目の検査を受けに国外へ行く妊婦が続出したという。日本で無認証施設の利用者が増えたことと似ている。

オランダでは2017年から検査を受ける対象に条件を付けず、希望する全ての妊婦を対象に検査を始めた。検査項目は、3項目だけでなく、性染色体を除く全染色体を調べることも選択できる。遺伝カウンセリングを行うのは、研修を受けた助産師だ。

さらにオランダは検査機関を、国の許可を受けた施設に限定し、民間が利益のために検査を行うことを法律で禁止した。2023年4月からは、経済的な格差による検査機会の制限をなくすため、NIPTの実施を完全無償化した。「妊婦の自律的な意思決定を本当に重視するなら、経済的な障壁をなくすことは理想的だ」と関沢教授は語る。

日本では豊富な検査項目をうたう無認証施設が、認証施設に対して差別化できている現状はこの先も変わらない。関沢教授は言う。

「臨床研究が始まっても、無認証施設への規制がかからない現状では、無認証に行く人を認証に戻すのは難しい。まずは検査ができる認証施設の数を増やして、アクセスを良くするしかない」

将来的に多くの産婦人科が遺伝についての知識を深め、出生前のカウンセリングに対応できるようにする。そうすることで、産婦人科以外の施設で出生前検査を受ける人が少なくなり、結果的に無認証施設が減っていくことを期待するしかないのが今の状況だという。

無認証施設への規制について、こども家庭庁から具体的な動きはない。同庁の担当者は取材に対して、「認証施設の良さを妊婦に発信していくことが、国にできることだ」と答えた。

治療のための研究を

ＮＩＰＴの対象拡大について、専門委員会で根本的な疑問を呈していたのが、明治学院大学の柘植あづみ教授だ。生命倫理が専門で、出生前検査の経験を当事者にインタビュー調査するなど、医療技術と社会の関係について研究を続けている。

「『結局、非認証がやっていたことを、認証が追いかけているだけではないか』とか、（無認証に）妊婦さんをとられて（認証でも始める）というふうに、一般の感覚だと受け止めてしまう」――。そう専門委員会で語っていた真意を尋ねたいと思った。

東京・白金高輪の駅を降り、交通量の多い国道1号線を歩き続けると、明治学院大学の校舎が現れた。中庭のような空間で、新学期を迎えたたくさんの学生たちがベンチに腰掛け、楽しそうに談笑していた。

研究室で柘植教授は、妊婦たちが強い「不安」を抱えている実態を強調した。聞き取り調査を通じて感じてきたことだ。

NIPTを受けたとしても、全ての病気や障害がわかるわけではない。ある妊婦に柘植教授がそう指摘すると「でも、心配の一つは消せますよね」と返された。

「障害がある子を産んだら、経済的にやっていけない」「産んだら私が非難される」――。高齢妊娠して医療機関で検査を勧められた妊婦の中には、そんな思いで検査を受ける人もいるのではないかと柘植教授はみる。

検査結果が陽性となった妊婦が、胎児を産まない選択をすることを否定するわけではない。「陽性の結果が出て不安が的中したまま産んだとしても、『一緒に育てていくよ』というサポートがない限り、育てていくのは難しい」からだ。中絶の方法や妊婦への対応も含め、妊婦にとってトラウマになってしまわないような支援の検討が必要だと語る。

ただ、今の日本でそうした支援は十分なわけではない。そんな中で、「本当に妊婦が自己決定できていると言えるのか」というのだ。

「そもそも論」も、いつの間にか置き去りにされていないだろうか。

ダウン症など3項目の検査が認証施設で行われているのは、「検査の精度が高い」という理由だ。病気の重さからではない。

例えばダウン症の当事者の中には、成人して就労したり、一人暮らしやグループホームで自立生活を送ったりする人々もいる。当事者が生まれてきて良かった、育てて良かったと答えた調査結果もある。そうした実態がどれだけ多くの人に知られているのか、柘植教授は疑問を呈する。

「治療や療育、育児サポートの準備のために検査を生かす方法を研究してほしい」。そうでなければ、「『検査対象になるような病気は大変なんだ』『その子は産まないのが当然だよね』となってしまわないだろうか」と感じるからだ。

大学の授業で、障害のある子どもの子育てを紹介する動画を見せると、関心を示す学生も少なくないという。NIPTの検査対象がさらに広がり、利用する妊婦が増えるかもしれないが、「染色体疾患があるとわかっても産みたい人はいる。産める社会にしておきたい」と柘植教授は話す。「『産まない選択もできたのに、なぜそうしなかったの?』と女性を責める社会にはしたくない。病気や障害による生きづらさを、産んだ親の責任にしてしまい、インクルーシブな社会に変わる余地を狭めてしまう」

研究室を出てエレベーターを降り、また中庭へと戻る。これまでの取材を思い返してみた。

専門委員会の委員の間には、「妊婦のために」という思いや、無認証施設による無秩序な検査を懸念する思いは共通しているように思えた。それでも、どこかかみ合わないのはなぜだろうか。

経済が低迷して社会の余裕がなくなれば、女性が子どもを産み育てることや、周囲がそれを支えていくことは、一層難しさを増していくのかもしれない。ベンチに座って語らい合う学生たち、とりわけ女子学生たちの姿が目に留まった。

「大丈夫だよ」って言ってくれる人がいないよね――。柘植教授は取材の最後、そう話していた。どんな選択をしたとしても、女性ばかりが深く傷つかないよう、「大丈夫だよ」と支えていくにはどうすれば良いのか。ＮＩＰＴの拡大を巡る議論では、そんな大きな問いが残されたままだ。

column 2

「精度99％以上」の意味は？

「精度99％以上」

「99％以上の正確さ」

ＮＩＰＴがいかに優れているかを宣伝する企業やクリニックのウェブサイトがある。実際にこういう記述を読み、「陽性と出たら、ほぼ間違いないのだろう」と受け止めた利用者もいる。

では、ＮＩＰＴの「精度」「正確さ」とはどういう意味だろうか。

検査の性能を表す指標に「感度」「特異度」がある。感度は「陽性と判定されるべき人のうち、陽性となる割合」、特異度は「陰性と判定されるべき人のうち、陰性となる割合」という意味だ。

35歳以上の妊婦を対象に行われた日本のＮＩＰＴのデータによると、感度は、21トリソミーで99・78％、18トリソミー99・12％、13トリソミー１００％。特異度はそれぞれ99・97％、99・96％、99・94％だった（Evaluation of the clinical

NIPTの陽性的中率（％）

妊婦の年齢	21トリソミー	18トリソミー	13トリソミー
25	79.32	48.14	16.70
30	85.28	58.40	23.26
35	93.58	77.92	43.23
40	98.20	92.88	73.76
44	99.43	97.67	89.96

出典：日本医学会出生前検査認証制度等運営委員会ウェブサイト

performance of noninvasive prenatal testing at a Japanese laboratory. Sasaki Y, et al., J Obstet Gynaecol Res. 2021 Oct; 47(10): 3437-3446)。21トリソミーでは、本来陽性となるべき1000人のうち、997人が陽性と判定される計算だ。宣伝される検査の「精度」を感度と読み替えれば、確かに99％以上である。

ところが、検査で21トリソミー「陽性」と出ても、本当は21トリソミーでない「偽陽性」が含まれる。偽陽性が多いと、陽性的中率（陽性という結果が正しい確率）が低くなる。日本医学会が算出した陽性的中率（21トリソミー、18トリソミー、13トリソミー）は、35歳で93・58％、77・92％、43・23％だった。21トリソミーでは約6％、13トリソミーでは半数以上が偽陽性となる。つまり、感度が99％以上あっても、陽性という結果には一定の割合で誤りが含まれる。だからこそ、確定的検査である羊水検査などで調べ直す必要がある。

陽性的中率は年齢にも左右される。妊婦の年齢が若いと、染色体の変化が起こるリスクが下がり、陽性的中率も下がる。年齢が上がるとその逆で、陽性的中率は上がる。

無認証施設のNIPTでは、3項目以外の染色体のトリソミーや、染色体の微小欠失・重複についても調べている。専門家は、これらの検査項目について、国内で十分に検証されたデータがないものの、陽性的中率が低い可能性を指摘している。

一方、三つのトリソミーの陰性的中率（陰性という結果が正しい確率）は、いずれも99・9％以上とされている。陰性という結果の信頼性の高さが、NIPTの特徴だ。それでも、まれに「偽陰性」が出ることはある。

第4章

カウンセリングの現場から

出生前検査を受けたカップルは、結果次第で妊娠を続けるかどうかという難しい決断を迫られる。正確な知識を得た上で少しでも冷静に意思決定してもらおうと、医療機関が検査前から遺伝カウンセリングを実施している。中絶方法などを伝え、時には重苦しい雰囲気になることもある。私たちは、ある夫婦が受けたカウンセリングに同行した。

2022年5月、私たちは日本医科大学付属病院（東京都文京区）を訪ねた。医局のインターフォンを押してから数分後、「お待たせしました」と、白衣姿の川端伊久乃医師が現れた。

川端医師は産婦人科医であり、大学の准教授（取材時は講師）も務めている。臨床遺伝専門医の資格をもち、出生前検査の遺伝カウンセリングを担当していた。私たちが、NIPTの遺伝カウンセリングの様子を取材したいと申し込むと、川端医師は、相談者の特定に至らないよう匿名記事にすることを条件に協力してくれた。

川端医師に案内され、エレベーターに乗った。たどり着いたのは、「特別診察室」という小部屋で、通常の産科外来とは別のフロアにあった。中には木目調のテーブルと茶色いソファーが並んでおり、さながら応接間のようだった。入り口のドアを閉めると中は静かだった。

ソファーには、落ち着いた雰囲気の夫婦が座っていた。私たちに顔を向け、会釈する。

東京都内に住む妻（43歳）と夫（43歳）で、あらかじめ川端医師を通じて取材の許可を得ていた。

夫婦と向かい合うように、川端医師と病院の遺伝カウンセラーが腰掛けた。新型コロナウイルス感染症への対策が強化されていた時期で、4人ともマスクを着けており、表情は読み取りにくい。

「体調大丈夫？　午前中は赤ちゃんを見せてもらって元気そうで良かったです」

川端医師が笑顔で語り掛けると、夫婦は緊張気味にうなずいた。遺伝カウンセリングに先立って、通常の産科の診察を行い、母子の健康状態を確認していた。

妻は第2子を妊娠したばかりだった。第1子の出産では出生前検査を受けておらず、もともとNIPTのことを知らなかった。最近、地元のクリニックを受診した際、高齢の医師から「年齢的に受けた方が良いよ」と勧められたという。

その話を聞いた川端医師は、

「NIPTは赤ちゃんの病気の一部がわかる検査であって、全部の病気がわかるわけではないからね」

と前置きして、手元のファイルをめくる。「染色体・遺伝子・DNA・タンパクの関係」というタイトルのページで手を止め、夫婦の前に差し出した。

細胞と染色体の構造の説明から始まり、染色体の変化で生まれつきの病気になること、

NIPTで調べるのはダウン症候群など3項目であること。

日本の高校は「生物」が必修でなく、遺伝子やDNAの基礎知識を持っている人が少ない。川端医師は遺伝カウンセリングで、一般の人にも理解してもらえるように、なるべく平易な言葉で、わかりやすく伝えることを心掛けているという。さらに、ダウン症候群の当事者の発育上の特徴と、成人になった後の生活状況、NIPTの仕組みと検査の流れと、解説は続いていった。

万が一、陽性だったら

「一個だけちょっと嫌な話をするんだけど」

開始から20分ほど経った頃、川端医師が切り出した。

「陰性だったらこの三つの病気については大丈夫だよってことで良いと思いますけど、万が一、陽性だったときは羊水検査をお願いするかたちになります」

「(NIPTで陽性と出てから)羊水検査まで4週間かかるから、思い悩んじゃうかもしれない。妊娠16週で検査させてもらって、結果が出るのに2、3週間かかってしまう。(今から)2カ月ぐらいもんもんと過ごすことになります」

妻はこの時、妊娠10週と4日だった。もしNIPTで何らかの項目が陽性となり、羊水検査を受けて結果が確定する頃には、妊娠18~19週になっているという計算になる。

「もちろん、その間にわかることは、希望に応じてきちんとお伝えします。例えば、『小児科の先生の話を聞きたい』ということでしたら、つなげることもできます。『実際にダウン症のお子さんを育てている方に話を聞きたい』ということであれば、ご紹介できます。『一切話を聞きたくない』という方もいらっしゃるので、ニーズに応じた対応をしていきます」

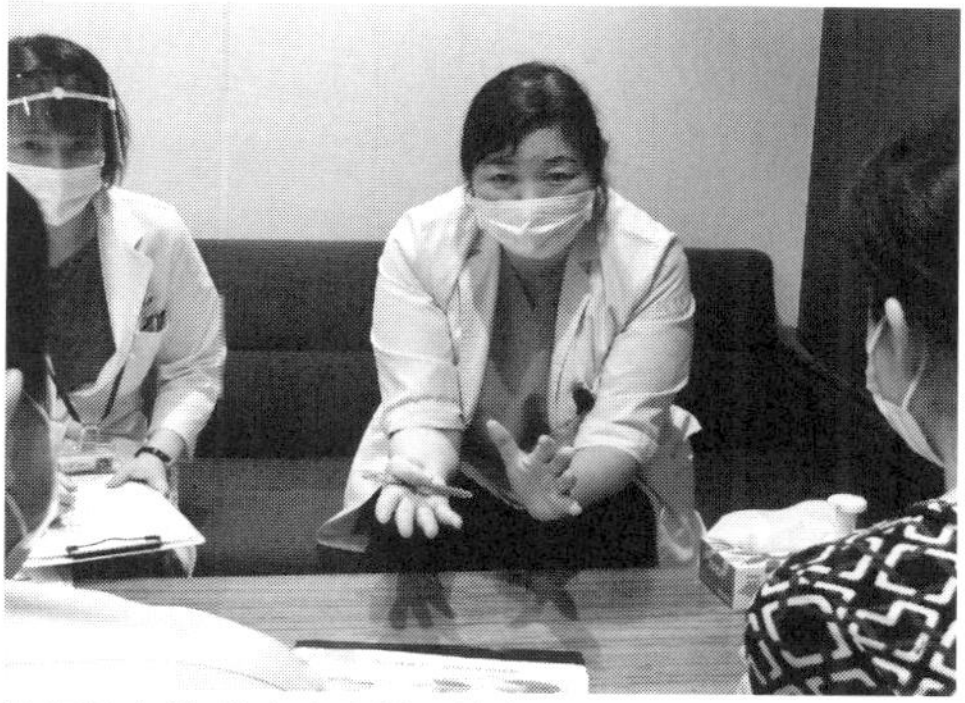

NIPTを希望する夫婦に遺伝カウンセリングをする日本医科大学付属病院の川端伊久乃医師（中央。東京都文京区、2022年５月撮影、毎日新聞社提供）

妻はひざの上で手を強く握りしめながら、じっと耳を傾けている。

川端医師は続けた。

「その上で妊娠を継続するのか、中断（人工妊娠中絶）するのかについてお話をしなければいけません。ご夫婦で赤ちゃんのことを考えた上で、中断の選択肢は『あり』だと思っています」

「ただ、妊娠19週くらいだと、（赤ちゃんの）胎動が結構出てきます。妊娠初期（の中絶）みたいに、麻酔をかけている間に、知らないうちに中断（中絶）ということができない。

3泊4日で入院し、2日間くらいかけて子宮の出口を開いて、ご出産というかたちを取らざるを得ないんですね。そこがトラウマになったり、次の妊娠に影響したりするかもしれません。実際に陽性になった後では頭に入らないと思うので、検査前に必ずお伝えしています」

すると、川端医師の隣に座る病院の遺伝カウンセラーが、夫婦に尋ねた。

「その辺について話し合いをされてますか」

「何もしてないです」

夫が早口で答える。

「ご夫婦でお話しされて一致していたら、それがその時点でのベストですかね」

と重ねる遺伝カウンセラー。妻は細い声でつぶやいた。

「もしもの時は……という話はちょっとしていて……中断かな……って」

実は、夫婦の頭の中には、中絶の選択肢があった。

重苦しい空気が漂う。川端医師は肯定も否定もせず、フォローした。

「決めていただいたことを最大限サポートしております。それは全然間違いだということはありません」

一通りの説明を終えて、川端医師がNIPTを受けるかどうか確認する。妻は「はい」と即答しつつ、ふと疑問に思ったことを口にした。

「羊水検査をしないで、ＮＩＰＴの結果だけで判断する人もいるんですか」

妻は頭の中で、羊水検査で調べ直しても結果は変わらないのではないか、もし中絶をするなら早い方が負担は軽いだろう、と思い浮かべていたようだ。

川端医師はすかさず否定した。

「基本的にそれはしないです」

ＮＩＰＴでは、誤って陽性と出る「偽陽性」が一定割合で出る。羊水検査をしなければ、本当は陰性の赤ちゃんも中絶する可能性があり、医療者としては受け入れがたいのだ。妻は説明に納得し、それ以上の質問はしなかった。

夫婦は、テーブルに置かれた同意書に署名した。

「おおよそ答えは出ているけど……」

約40分間の遺伝カウンセリングが終わり、私たちは夫婦に話を聞いた。

夫婦は、説明がわかりやすかった、と口をそろえる。夫は、ＮＩＰＴへの理解が深まったものの、「いい結果じゃなかったときの話を考えると、より不安になりますね」。妻は43歳という年齢に不安を感じていて、「ＮＩＰＴを受けて、どこか安心したい気持ちがある。でも、結果を見てどうなるのかな」と話す。

ここに来る前に夫婦で軽く話し合ったとき、「中絶」の選択肢が浮かんだ。だけど、本当に陽性となったときにどう思うのか、まだイメージできていない。

「おおよそ答えは出ているけれど、実際にそうなったら迷うだろうね。妊娠でこれだけ喜んじゃってるから」と話す妻に、夫は「そうね」と相づちを打つ。

一方、川端医師の提案は、妻の心に残っていたようだ。「先生がおっしゃっていましたが、もし陽性だったら、ダウン症のお子さんを育てている方にお話を聞きたいですね。ダウン症のお子さんはかわいい、という話を聞きますし」

2人は揺れる心情を漏らしつつ、NIPTの採血へと向かった。

迷いを整理する

後日、川端医師にも話を聞いた。

「もし陽性だったら」という投げかけは、NIPTの遺伝カウンセリングで毎回しているという。夫婦そろって「中断する」と即答したときは、カウンセリングは長くは引っ張らず、必要な情報だけ伝えて終えるようにする。一方、夫婦が迷っていたり、「親戚にダウン症の子がいて」などと話し始めたりすることがある。その時は、川端医師が夫婦に背景事情を聞いて、何が心配なのか一緒に整理する。夫婦の反応を見て、カウンセリングでの対応を変えているのだ。

この問いを大事にするようになったきっかけがある。かつて、NIPTを受けて陽性となった女性から「妊娠のことはもう一切聞きたくない」「妊娠をなかったことにしたい。忘れたい」と言われた。女性は精神的にショックを受け、川端医師の話を冷静に聞ける状態ではない。羊水検査を受けずに、すぐに中絶するため、他の医療機関へ移っていった。

この一件以降、「ＮＩＰＴは異常を見つけにいく検査だから、陽性に出ることもあると、きちんと考えておいてほしい」と願い、必ず検査前に陽性だったときのことを詳しく話すようになった。そして、夫婦がそれぞれ悩んでいることを言語化し、話し合い、導き出した答えに納得する。川端医師はその手伝いをしながらも、特定の結論へ誘導しないよう心がけている。

「検査を受けるか迷う夫婦は多いです。夫婦の迷いを整理して、夫婦で納得できる結論を出すお手伝いをしています。ＮＩＰＴを受ける、受けないのどちらが正しいということはありません」

一方で、遺伝カウンセリングで不安がすべて解消できるとは考えていないという。それでも希望する人に検査を提供する。

「ＮＩＰＴの結果が陰性だったら、夫婦は多少安心できるかもしれない。だけど、それですべての不安が消えるわけじゃない。ＮＩＰＴでわかることは病気の一部にすぎず、ＮＩＰＴという検査は産科診療のごく一部なのです。通常の妊婦健診などを通じてきちんとフォローしていくことの方が大事だと考えています」

日本医学会の認証を受けずにＮＩＰＴを実施する美容クリニックなどで、カウンセリングを原則実施するとホームページなどで掲げている施設は少ない。タブレットで説明動画を見てもらうことで、説明を代替する医療機関はある。

「情報提供はタブレットの動画でできます。だけど、妊娠に対する漠然とした不安は、動画を見ただけではわからないので、人が介入する意義は大きい。特に、ＮＩＰＴで何もかもわかるとか、誤った認識に基づいて検査を受けにくる人がいます。医療機関から正しい情報を提供したり、夫婦の迷いや心配ごとをゆっくり聞いたりする場が必要です」

相談受ける当事者団体

ＮＩＰＴで陽性となった場合、カップルへの情報提供に、当事者団体や家族団体が大きな役割を果たしている。

東京都の40代男性は２０２１年、妊娠中の妻がＮＩＰＴを受け、胎児にターナー症候群の可能性があるという結果が出た。同症候群は、Ｘ染色体が１本または一部欠けた状態だ。日本医学会の指針はＮＩＰＴで調べることを認めておらず、男性の妻は無認証施設でＮＩＰＴを受けていた。

男性は、インターネットでターナー症候群の当事者団体「ひまわりの会」を知り、設立者の岸本佐智子相談役に連絡した。岸本さんは自身の娘が当事者だと説明し、「ターナーとはどういうものか知ってから、判断したらいい。安心できるまで、何度でもいいから電話をください」と語り掛けた。その後、妻は出産したが、男性は「じっくりと話を聞いてもらい、大丈夫という気持ちになれた」と振り返る。

インターネットで、ターナー症候群についてある程度の情報収集はできる。だが、岸本さんはここに落とし穴があると考える。

「背が伸びないとか、不妊とか、ターナー症候群で起こり得る症状を並べているだけのウェブサイトが多い。１人１人にすべての症状が出るわけではないのに、サイトを読んだ人を不安にさせてしまう」

岸本さんは、当事者の実際の姿を知ることで、こうした不安を和らげることができると考えている。

「当事者や親の話を聞いたり、成長したターナー女性の姿を見たりして、安心して出産される方もいる。家族会の良さは共感できることです。不安に思ったら、ぜひ連絡してほしい」

専門家に聞いた「NIPTと遺伝カウンセリング」

NIPTで「陽性」という結果が出た場合、強い衝撃を受ける人が多い。長年にわたって妊娠中の女性と向き合ってきた医師の山中美智子さん（聖路加国際病院遺伝診療センター特別顧問）にインタビューし、検査にどう臨めばいいのか改めて尋ねた。

――聖路加国際病院では、認証施設としてNIPTを実施しています。希望者が来院した時、どのように対応しているのでしょうか。

山中（以下略）　まず検査を受けるかどうか決める前に、遺伝カウンセリングを受けていただきます。聖路加国際病院では、遺伝カウンセラーや遺伝看護専門看護師が先天異常や検査について、冊子を使いながら説明をします。さらにパソコンで音声付きの説明資料を見てもらい、最後に医師から検査を受けるかどうかを確認します。全部で1時間半ほどかかります。

――私もそうですが、多くの方は遺伝カウンセリングを受けたことがないと思います。そもそも遺伝カウンセリングとは、どのようなものでしょうか。

お腹の赤ちゃんの健康状態を調べることを「出生前検査」といいます。出生前検査をして、結果として赤ちゃんに病気がわかったときにどうするかは、すごく難しい意思決定です。

「病気がわかったら中絶しよう」というつもりで検査を受けに来ている人でも、実際に検査をして赤ちゃんに病気があるとわかったら、簡単には決められず、その後にどうするかはつらい選択になっていきます。遺伝カウンセリングでは、検査を受ける前に、どういう検査で、検査の後に何が待っているか、中絶の選択肢もあり得る検査だということもわかった上で、赤ちゃんをどうやって迎えるかということを考えてもらえるようにしていきます。

事前に考えを整理しておくことで、本当に陽性と出ても少し冷静に考えることができると感じています。

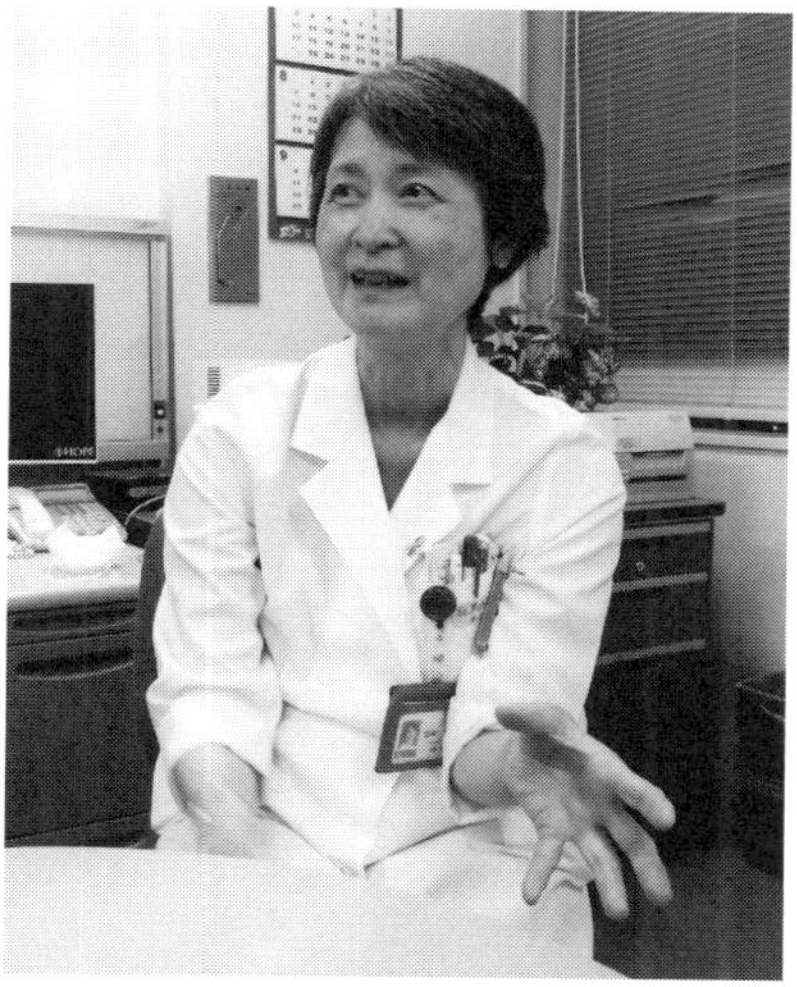

NIPTについて話す聖路加国際病院の山中美智子・遺伝診療センター特別顧問（東京都中央区、2022年7月撮影、毎日新聞社提供）

私たちが、こうしなさい、ああしなさい、これが正解ですと説得をするような場では全くありません。カップルがどういうふうに考えて、この検査を受ける、受けないの選択をして、さらにその先の選択肢を選んでいくかということをサポートします。

――聖路加国際病院の遺伝カウン

セリングで使用する冊子では、まず「先天異常」について詳しく説明していますね。

先天異常とは、生まれつきの赤ちゃんの病気です。赤ちゃんの3〜4%程度に、生まれつきの病気があると言われています。

そのうち4分の1が、染色体異常です。染色体は、人間の体の設計図のようなもので、遺伝情報が入っています。体の細胞ごとに46本ありますが、この数が増えたり、減ったりすると、生まれつきの病気になることがあります。

5分の1は、単一遺伝子の異常です。染色体には細い糸状のDNAが巻かれたように収納されていて、そのDNAの一部が遺伝子を構成します。遺伝子の異常によっても、生まれつきの病気が起きます。

母親のウイルス感染や薬剤、糖尿病などの病気が原因のものもあります。残り約半分は、複合的な要因によると考えられていて原因がはっきりわかっていません。

出生前検査を受けて異常がなかったのに、生まれてから病気がわかることがあります。「どうしてわからなかったのか」と言われることもありますが、出生前検査でわかるのは赤ちゃんの病気の一部にすぎないのです。

——妊娠中にできることには限界があるのですね。

生まれた後に具合が悪ければ赤ちゃんの顔色、皮膚の色や張りを見て、熱を測り、泣き方や動きを評価できます。さらに採血をして血液検査をしたり、（レントゲン検査や

ＣＴ検査などの）画像検査をしたりして、いろんな情報を総合して、診断していきます。
ところが、妊娠中だと、お母さんのお腹の中にいる赤ちゃんから直接血を採ることは困難です。お母さんの子宮の中から羊水や絨毛という組織を採って染色体やＤＮＡを調べたり、超音波装置を使って画像検査をしたりしても、限られた情報しか得られません。
また、お腹の赤ちゃんの病気がわかったとしても、現状では非常に限られた治療（胎児手術など）しかできません。生まれてからの治療が可能なら、どういう施設で出産をして、どのような治療に結びつけるかを考えます。治療が難しいとなれば、その子のケアをどのようにしていくかを相談する、あるいは、妊娠を中断する（中絶手術）という選択肢も出てきます。

〈中絶と埋葬も説明〉

――出生前検査の一つがＮＩＰＴですね。

お腹の中の赤ちゃんと胎盤は、基本的に一つの細胞（受精卵）から分裂してできています。胎盤を構成する絨毛の細胞が壊れるとき、赤ちゃんと同じＤＮＡの断片が、お母さんの血液に入り込みます。このためお母さんの血液中には本人のＤＮＡ断片のみではなく、赤ちゃんのＤＮＡも混在しています。
ＮＩＰＴはお母さんの血液10ミリリットル程度を採血してＤＮＡ断片を抽出し、次世代シークエンサーという解析装置にかけてDNAの4種類の塩基の配列を読み取ります。DNAの断片がどの染色体に由来してるかということを大量に解析すると、赤ちゃんのどの染色体が1本多い、1本少ないと推測することができるのです。

聖路加国際病院など日本医学会の認証を受けた医療機関では、13番、18番、21番の三つの染色体の「トリソミー」に限って調べています。染色体は通常は2本1対ですが、3本の状態をトリソミーと呼びます。

——難しいですね……。一般の人はどれくらい理解できますか。

DNAと染色体の違いが、なかなかわからないですよね。

——NIPTで陽性となった場合のことも、検査前に話すのでしょうか。

他の施設では検査前に中絶の方法を説明しないところもあるようですが、聖路加国際病院ではそのことも含めてきちんと話します。そうでなければ、もし陽性となった場合に、「中絶って何？」となってしまいます。事前に説明することは、とても大事です。

NIPTで陽性となり、その後の確定的検査の結果が出る頃には妊娠週数が進んで、赤ちゃんはある程度大きくなっています。そのため、中絶手術では人工的に陣痛を起こして、お産をし、出てきた赤ちゃんを埋葬する必要があります（妊娠12週以降の中期中絶）。中絶手術は妊娠21週のうちに終えなければいけないから、こういう日程で進めないといけない、というところまで全て話します。

〈「正解」はない〉

――流れを一通り説明した後、どういう話をしますか。

検査を受けることを決めた人の場合は、検査の理解度を確認します。受けるかどうか決めていない人の場合は、「この場は考えるための材料を提供する場です。材料は全部そろいましたか？　そろったのであれば、検査を受けるかどうかを考えてください。正解があるわけではないので、2人で考えて答えを出してくださいね」と言って、終わることもあります。

私たちは遺伝カウンセリングで、検査の説明をするだけじゃなくて、カップルのいろんな疑問に答えたり、思いを聞いたりしながら、考えの整理に付き合います。かといって、私たちが上から目線で何か言うことはありませんし、結論を出すわけでもありません。「どうすればいいか、答えてくれないのですか」と言う方もたまにいますが、少数です。みんな自分たちで考えを整理し、結論を出す力を持っていると思います。

――答えを出す前に、どんなことを考えた方がいいのでしょうか。

赤ちゃんが健康かどうかは、生まれるまで、あるいは生まれてすぐにはわからないことが多いのです。NIPTで陰性でも、全然違う病気になることもあります。2人が検査を受けるかどうかを決める前に、一度立ち止まって考えてもらえたらと思います。

「心配だ、心配だ」とばかり言っている人もいます。だけど、2人は結構年齢が高いし、もしかしたらこの子はラストチャンスかもしれない。生まれた赤ちゃんに病気があっても育てられると思えるかもしれない。「心配事はどこまで考えても心配です。赤ちゃんを迎えること自体は本来楽しいことであるはずなので、まずはそちらに目を向けてもいいんじゃないですか」というようなことを言うことも、たまにあります。

「出産の準備のために知っておきたいから、検査を受けたい」という方もいます。そういう方にはいつもこう言います。「知っておくことで、めちゃくちゃ有利になることがあるわけじゃないですよ。知ったことで、不安になることもあります。赤ちゃんが元気に生まれた後にダウン症候群（21トリソミー）と気づいて、そこから育てる準備を始めても遅くはないです」。そこから先の決断は、その方にしていただきます。

――検査を申し込まずに帰る人もいるようですね。

聖路加国際病院で遺伝カウンセリングを受けた人のうち3割近くは、NIPTを受けない選択をしています。

もちろん、最初からNIPTを受けようと思って来る人もいます。一方、NIPTはどういうものなんだろうと気になって遺伝カウンセリングを受けたものの、説明を聞いたら「NIPTで全部わかるわけではないのか」と、検査を申し込まずに帰る人もいます。中絶の説明を聞いて、「とても自分では耐えられない」と考える人もいます。

――答えを出すのは簡単ではなさそうです。

答えが出ないのであれば、それもカップルの答えだと思います。考えても、正解があることではない。2人の中でどうしたいか話し合うことがとても大事ですから、その上で決めてもらうほかありません。

――NIPTを受けた女性を取材しますと、夫と十分に話し合ったり、夫と一緒に来院したりした方が少ない印象を受けました。

聖路加国際病院では、夫婦で来ることを前提にしていません。もしそういう前提にすると、病院に来るハードルが上がってしまいます。だから、どちらでもいいですよっていうことにしています。

よくあるのは、お一人で来られた女性に、ご主人の意向を確認すると、「『君の好きなようにしていいよ』と言われてます」というパターン。それって優しいようで、実は妻に丸投げしてると思うんですよね。

――パートナーがちゃんと向き合っていない場合、産む、産まないといった判断に影響が出ますか。

それは個別の事情によるのでわからないですね。

〈常にニュートラル〉

——ここまでは、NIPTを受ける前の遺伝カウンセリングについてでした。ここから、検査の後について伺います。まずNIPTでは、どういう結果が出るのでしょうか。

13番染色体、18番染色体、21番染色体のトリソミーについて、可能性が低い場合は「陰性」、可能性が高い場合は「陽性」という結果が出ます。この他に陰性・陽性の判断がつかない、「判定保留」という場合もあります。

——この結果はどの程度正しいのでしょうか。

陰性の場合、99%以上正しいです。この陰性的中率（陰性という結果が正しい確率）が極めて高いことが、NIPTの特徴です。

一方、陽性的中率（陽性という結果が正しい確率）は、母体年齢などのその人の背景によって異なりますが、「NIPTコンソーシアム」のデータでは、21番染色体のトリソミーが97・3%、18番染色体が88・0%、13番染色体が54・3%でした。

NIPTは染色体を直接調べているわけではなく、DNAの断片から推測してるだけですので、検査の精度には限界があります。結果を確定させるための、確定的検査が必要です。

——結果をどのように伝えていますか。

以前は全て対面でやってましたが、新型コロナが流行してから、希望者には電話で連絡しています。検査結果が陰性の場合は、その電話で結果を伝えます。陽性や判定保留の場合は、来院が必要になることをあらかじめお伝えしているので、来院日を相談することになります。

――検査結果が陽性だった後の遺伝カウンセリングでは、どのようなことを話すのですか。

あらかじめ検査前の遺伝カウンセリングで、陽性となった後の流れを説明しています。この段階で突然いろんな説明をすることはありません。

まずは陽性と出た病気について、検査前の繰り返しにはなりますが、必要に応じて説明をします。そして、「ＮＩＰＴで陽性と出たということはトリソミーの可能性が高いけども、結果を確定するためには確定的検査をしなければいけません。どうしますか」と尋ねます。

確定的検査を受けるかどうかも、検査前に聞いています。「受けたい」という人が多いですが、中には「とりあえずＮＩＰＴの結果だけは知りたいけど、確定的検査まではいい」という人もいます。最初に聞いた意思が変わらないかどうか、検査後の遺伝カウンセリングで改めて確認をしています。

聖路加国際病院では、ＮＩＰＴの結果だけで、中絶手術を請け負わないことにしています。実際には、確定的検査を受けずに「もういいです」となる人は、ほぼいません。

――陽性と伝えることは、非常に気を遣いますね。

常にニュートラル（中立）であることを心掛けています。「赤ちゃんは天使です」みたいなことは言いません。また、淡々と説明するだけじゃなくて、その人が話を聞ける状態かどうか、話を理解してくれているかどうか、確認しながら進めます。

カップルから質問があれば答えます。例えば、「ダウン症候群についてもっと知りたい」という方には、当事者団体のパンフレットを用意したり、ホームページを紹介したりします。希望があれば、当事者団体につないで面談や電話相談ができるようにしています。多くの当事者を診てきた小児科の先生を紹介することもあります。

――当事者の姿を知って、影響を受けますか。

イメージが変わる人はいらっしゃいます。「こういう子だったら育てられるかな」と考える人もいます。一方で、「無理だ」という人もいます。

〈「赤ちゃんに会いますか」〉

――ＮＩＰＴで陽性と出た後に受ける確定的検査とは、どういう検査なんでしょうか。

染色体の数の異常がないかどうか、確実に調べる検査です。母親の胎盤の絨毛という組織を調べる「絨毛検査」、母親の子宮内から羊水を採って調べる「羊水検査」があります。

聖路加国際病院では、羊水検査を行っています。母親のお腹に針を刺して羊水を採取します。羊水には胎児由来の細胞が含まれています。その細胞を培養して、細胞の中にある染色体を顕微鏡で確認し、トリソミーの有無を確定します。お腹に針を刺して羊水を採るので、流産する確率が一定程度あります。

――羊水検査でトリソミーが確定した場合、カップルは妊娠を続けるかどうか悩まれるのでしょうか。

大半の人は「確定したら中絶」と思って、確定的検査を受けているので、この段階で迷う人は少ないです。

――「何があっても産みたい」と考える人は確定的検査へ進まないと。

そうですね。ごくまれに、羊水検査を受けてから気持ちが揺れて、どうしようかってなる人がいます。

――羊水検査の結果が出る頃には、胎児がある程度大きくなっています。

カップルが中絶手術を選んだときに、私たちは「赤ちゃんに会いますか」と聞いて「たとえば棺に入れてあげるものなど赤ちゃんのために準備したいことがあれば、できますよ」と伝えます。赤ちゃんに会わない選択をする人はほんのわずかで、ほとんどの人は会っています。おもちゃや家族の写真、おくるみなど何らかのものを準備してこられます。

カップルはそれぞれの事情から、重い決断をしています。「中絶して終わり。妊娠はなかったこと」という簡単な話ではありません。トラウマを長く残さないようなケアを心がけています。

〈遺伝カウンセリングのノウハウ〉

――聖路加国際病院でのNIPTの流れを一通りお伺いしました。節目ごとに行われる遺伝カウンセリングについて、もう少し深掘りしたいと思います。聖路加国際病院では、どういう資格を持った人が遺伝カウンセリングに関わっていますか。

臨床遺伝専門医の他に、認定遺伝カウンセラーと、遺伝看護専門看護師が計4名います。

――どのような技法を使うのでしょうか。

相手の緊張が解けるように、環境作りや言葉の返し方が大切です。

例えば、上下関係を感じさせる対面で座るのではなく、丸いテーブルを使ったり、四角いテーブルの角を使ったりして、対面にならないように座ります。無機質な部屋ではなく、絵や植物があるとよいでしょう。

自分が一方的にしゃべるのではなく、相手の話を傾聴する。時には相手の言葉をオウム返しして、相手が自分の気持ちを自覚できるようにする、話している間に時計を見ない、電話を受けない……など、いくつかの技法や注意点があります。

疾患によっては、担当の診療科も参加して複数の医療者が関わることがあるし、ご家族が何人かでいらっしゃることもあります。その時にも椅子の配置をどうするかを考えます。事前に資料を作り、内容を練って、今日のところはこの辺を目標に話をしようかというアジェンダ（課題）を決めてから関わることもあります。準備には十分な時間をかけるようにしています。


――説明の仕方で、気をつけていることはありますか。


障害がある人を否定しないことと同時に、相手の考えも否定をしないようにしています。中絶したい人も否定しない。「障害があったら困る」という考え方も頭から否定しない。「障害」ということを理解してもらい、どう考えるかを整理して、その人が最終的に選んでいけるようにすることが、遺伝カウンセリングの役割だと考えています。

赤ちゃんに染色体異常があった場合、「重い？　軽い？」と聞かれることがあります。私たちは、症状などの事実について伝えますが、それが重いか軽いかは、私たちには判断できません。

「どうしたらいいですか」と聞かれることもありますが、「こうした方がいい」ということは言いません。私たちが決めることではないので、「どうするのがよいでしょうね……」と話を進めていきます。

――ニュートラル（中立）であることを重視しているのはなぜですか。

その人の人生に、誰も責任をもてないからです。

――自己決定権を尊重するということでしょうか。

そうです。「オートノミー（自主性、自律性）」を大切にして、自己決定権が守られるようにしています。

――がんなどの病気の治療では、医師が治療法を説明して患者の同意を得る「インフォームドコンセント」を行っています。それと遺伝カウンセリングが似ているような気がしました。

本来、病気の治療でもカウンセリングのような要素が必要ですが、インフォームドコンセントでは「病気を治療したい」という意思が一貫していて、患者にその治療法を納得してもらえればいい。

例えば、妊婦の胎盤が子宮の出口を覆っている「前置胎盤」という場合は、帝王切開で出産する方法でしか、母子を助けられない。女性が乳がんになった場合は、手術や放射線療法をすることになる。

だけど、お腹の赤ちゃんに先天性の病気があるってなったときに、人工妊娠中絶がいいのか、妊娠を継続して出産し、育てる方がいいのか、医療者が「これがいい」と決めたり、推奨したりできない。そこがインフォームドコンセントとの違いです。

親からの遺伝の影響で乳がんや卵巣がんなどになる可能性が高い「遺伝性乳がん・卵巣がん」の遺伝カウンセリングも同様です。まだ乳がんができていないけど、がんを早期発見するためにこまめにがん検診を受けるのか、それとも、がんになる前に乳房を取ってしまう（摘出手術）のか。どちらがいいかは、私たちには判断できないのです。遺伝カウンセリングは、ご本人の悩むところについて、医療者が一緒に考える場でもあります。

――確かに、本人にしか判断できないことですね。

もちろん出生前検査の遺伝カウンセリングにも、インフォームドコンセントの要素はあります。検査の方法と手順、検査の精度、検査に伴う副作用、検査でわかることとわからないこと、検査後の選択肢を伝える。これは検査に関するインフォームドコンセントです。

遺伝カウンセリングは、ここにとどまりません。そもそも先天異常とはどういう状態なのか、検査対象となっている症候群、例えばダウン症候群とはどんな状態で、原因が何か、生まれてくるとどんなふうになるのか、どんな合併症があるのか、社会的にどんな支援が得られるのか、育てるのにお金がかかると思われるけど実際にはそうではない、ということを伝えられるようにします。

なぜ検査を受けようと思ってこられたのか、という話もします。事情はいろいろで、

「旦那の家族が言うので来ました」という人もいます。だけど、「それはあなたの気持ちじゃないんだから、受けない方がいいんじゃない?」なんてことは言わない。「自律性」を押し付ければ、その人を追い込むことになるかもしれません。その人は、家族との関係性の中で生きていくわけです。家族とどう折り合いを付けながら、検査をどうするかを考えていくことが大事で、そこに寄り添っていくのがカウンセラーの役割だと思います。

検査を受けるかどうかの決定について悩んでいるのであれば、何に悩んでいるのかを話し合います。

さらに、出生前検査の結果が出たら、その結果を説明します。その人が結果を踏まえてどうするか選択した後もサポートすることが大事です。これらの説明は、最新の医学的情報に裏打ちされていなければいけません。

私たちは、正確な情報をわかりやすく提供して理解を促して、その人が決断に至る過程を援助します。もちろん、情報を提供したら必ず理解されるわけではないし、情報を理解したらすぐに決断に至れるわけでもありません。その人が持っているはずの問題解決能力を引き出して、できるだけ冷静に判断できる環境を作って、その人がその人らしい決断に至れるようにします。

「遺伝カウンセリングはプロセス(過程)だ」と言われるのですが、本当にそうなんです。

――出生前検査の遺伝カウンセリングでは、産む、産まないという非常に重い選択を扱います。相談を受ける側も、精神的につらくなりませんか。

つらいこともありますよ。幸い、聖路加国際病院は複数のスタッフで遺伝カウンセリングを担当しているので、スタッフ間で情報を共有して、気持ちを整理することができます。「すごくつらいけど、こうだったから仕方ない」とか話をすることで、（同じような立場の人が支え合う）ピアカウンセリングになります。

遺伝カウンセリングをスタッフ１人で担当しているところでは、いろんなジレンマを誰とも共有できないという話を聞きます。

〈パターナリズムとの決別〉

――山中さんは、１９９２年に「遺伝相談（医師）カウンセラー」養成の研修会に参加し、遺伝カウンセリングの道に入りました。

これは大倉興司先生（元東京医科歯科大学助教授、元日本家族計画協会遺伝相談センター所長）が中心となり、医師を遺伝相談のカウンセラーとして養成するという取り組みでした。当時は遺伝カウンセリングではなく、遺伝相談と呼んでいました。

病院の先輩から「面白いから行ってみれば」と言われて、軽い気持ちで参加しました。

そしたら、大倉先生の話が面白かったんですよね。

その頃の医療はものすごいパターナリズム（父権主義。強い立場の者が、弱い立場の者の利益にかなうという理由から、本人の意思にかかわらず介入や支援をすること）。「患者さんはこっち（医師）の言うことに従っていればいい」みたいな考えでした。だけど、大倉先生は医師が患者と一緒に考えるという、クライエント目線を推していた。そして、患者のおそれ、不安をどうすれば除けるかを中心に考えていました。目から鱗が落ちて、「私はこういう風にやりたかったんだ」「これは遺伝相談だけでなく、医療全般に言えることじゃないかな」と思いました。

パターナリズムを払拭して、いかに患者と同じ立場で考えるかという視点がすごくストンと腑に落ちた。ここでロールプレイをしながら技法を学び、遺伝相談にはまっていきました。

――日本でNIPTが本格的に始まったのは2013年ですが、羊水検査は1960年代から行われていました。昔のパターナリズムな医師は、羊水検査についてどのように説明していたのでしょうか。

「年齢が高いから、羊水検査を受けた方がいい」というような言い方をしていた人がいました。ダウン症候群とわかったときに「産むなんて」という空気もあったと思います。

私は昔、こども病院の産科で働いていました。早産で障害が残った赤ちゃんを見ると、

「この親御さんこれから大変だな」としか思っていませんでした。産科は産ませることしか考えていない時代でした。

ある時、「先生」って呼び止められました。前にこども病院で出産したお母さんで、お子さんを連れていました。お子さんはバギーに乗っていて、しゃべること、歩くことができないんだけど、お母さんはとても嬉しそうに「うちの子、こんなに大きくなったの。見て」と言われて。

私は「なんておごった考えをしていたんだろう」と思ったんですよね。かわいそうな子じゃない、大切な家族の一員なんだって。すごく恥ずかしくなりました。

――その当時に比べると医療はだいぶ変わり、「患者中心の医療」の考え方が広まりつつあります。

それでも、いまだにパターナリズムな医者はいますし、遺伝カウンセリングをちゃんと理解していない臨床遺伝専門医すらいます。

――私がお話を伺った女性は、ＮＩＰＴで陽性となった際に、医師から「悩まずに元気な子を産んでください」と言われました。強く指示されたように感じて、ショックを受けていました。女性は後に出産しましたが、その時のことを思い出すとつらい気持ちになるそうです。

どうして医療者が「産んでください」と言えるのでしょうか。医療者の責任で子どもを育てるわけではありません。あくまでもカップルが、陽性となった病気を理解し、判断することです。

〈無認証クリニックで陽性「パニック状態に」〉

――日本医学会からNIPTの実施施設と認められていない医療機関で、NIPTが提供されています。美容皮膚科のクリニックなど、産科と無関係のところも少なくありません。そうした無認証施設によるNIPTで陽性となった方が、聖路加国際病院に来られることはありますか。

ありますね。パニックに陥っている方が多いので、こちらはまず「大変でしたね」といたわります。

受けた検査で何を調べたのか理解できていない人もいるので、陽性と出た疾患に関しての説明資料を用意します。

――どのようなケースがありましたか。

無認証のクリニックは、「性別がわかりますよ」ということで、性別の決定に重要な役割を果たす性染色体も調べているところが大半です。性染色体に異常があっても知的発達や運動発達には問題がない場合が多いのですが、事前に説明をしていません。そうしたクリニックでNIPTを受けて、性染色体に異常があると言われたものの、結果の十分な説明はなく、クリニックで確定的検査を行っていないため、混乱して当院に来られた方は複数います。

羊水検査の結果が、クリニックで告げられていた異常とは異なるものだったケースもあります。つわりで体調が良くない時期に振り回されて、気持ちの切り替えが大変な様子です。

——無認証施設のウェブサイトを見比べると、遺伝カウンセリングを必須とせず、あくまで有料オプションとして提供しているところが多いです。

無認証施設がすごくきれいなホームページを作って、「遺伝カウンセリングをやっています」「臨床遺伝専門医、認定遺伝カウンセラーがいます」などと宣伝しています。実際は電話相談だけで不十分だったり、遺伝カウンセリングなしにNIPTを提供したりしている。認証施設と無認証施設の違いがわかりづらい面があると思います。

また、遺伝カウンセリングを受けなくていいと考えているカップルもいます。「ネットで読んだから、検査のことは全部わかっている」「検査を受けると決めてるから、遺伝カウンセリングは受けなくていい」「とりあえず安心したいだけだから、すぐに検査を受けたい。そこで問題があったら遺伝カウンセリングを受ければいい」と考えている。

確かに、NIPTで陰性となれば、結果的にはそれでいいのかもしれません。ただ、望まない結果が出たときに、その先に起こることを知っていると、パニック状態になるよりは少し冷静に考えることができます。だからこそ、しっかりとした遺伝カウンセリングを提供する施設でＮＩＰＴを受けてほしい。

もしかすると、無認証の施設では遺伝カウンセリングなしでもＮＩＰＴを受けられることから、遺伝カウンセリングを受けると「説得されちゃう」みたいなイメージを持っている方もいるかもしれません。遺伝カウンセリングは、決して医療者が妊婦を指導とか説得をする場じゃない、ということはわかってほしいです。

――無認証施設のＮＩＰＴを受けて陽性となり、確定的検査をせずに中絶しようと考える方もいました。

中絶するかどうかは、非常にプライベートなことです。私たちに何かの権限があるわけではありませんので、「偽陽性の可能性があるから中絶すべきでない」とは、言えないと思います。

ただ、もしそういう人たちがいたら、「ＮＩＰＴの結果は確定じゃないです。もしかしたら、赤ちゃんに染色体の違いはないかもしれないですよ」と、念押しするでしょう。偽陽性の可能性があるので、間違った認識のまま中絶に進むことは避けてほしいです。

〈増え続ける検査項目「どこまで調べれば」〉

――聖路加国際病院を含む認証施設はＮＩＰＴで、13番染色体、18番染色体、21番染色

体のトリソミーという3項目を調べています。一方、無認証施設では、すべての染色体の数の変化、染色体の微小な欠失や重複も調べているところが多い。なぜ認証施設は、検査項目を限定しているのでしょうか。

頻度がある程度あり、検査の精度がある程度わかるものということで、この三つのトリソミーを対象にＮＩＰＴは始まりました。

理論上は、三つのトリソミー以外の染色体の数の異常や、染色体の一部の欠失や重複もＮＩＰＴで調べることは可能です。ただし、検査でどの程度正しく陽性・陰性と判断できるかわかりません。三つのトリソミー以外の染色体異常がある人の頻度は低いので、実際に何例調べて、その結果がどうだったというところまで確認できていないのです。そのため、少なくとも一般的な検査として提供するのは、時期尚早なんだと思います。

性染色体については、かつて検査会社が検査対象項目として売り込み、実際に導入していた大学病院もありました。しかし、性染色体の数の異常は、いろんな症状、特徴が出る可能性があるかもしれないけど、普通の社会生活を送っていて、診断がついていない人も多いと考えられています。性染色体まで項目を広げて検査することに社会的な合意はできていないと思います。

――非常に難しい線引きですね。

本当は線引きなどできないですよね。なぜダウン症候群をＮＩＰＴの対象にしていいのか、という明確な根拠があるわけではありません。ただ、NIPTが登場する前から出生前検査でダウン症候群を検査対象にしており、その歴史的な流れでNIPTでも検査をしているということなのだろうと思います。

――無認証施設の中には、一つの遺伝子の変化が原因で起きる「単一遺伝子疾患」などを200項目以上調べているところがあります。NIPTでより広範囲にゲノムを調べる研究も進んでいます。

新しい技術がどんどん開発されて、今後はそうなっていくのかもしれませんね。「技術的にできるのだから、やればいいじゃないか」となっていくと思うんですよ。でも、技術的に調べられるからといって、どこまで調べていいのだろうか、と思います。

例えば、胎児の超音波検査でも、すごく細かいところを見れば、「ここがちょっと普通の人と違うね」となることはある。だけど、「普通の人と違う」ということに、どういう意味があるのか。みんな安心しようと思って超音波検査を受けたのに、いろんな所見を言われて逆に不安になることもある。

検査でどこまで調べて、何を求めるのか。そこのフィロソフィー（哲学）がしっかりしない限り、技術に翻弄されるだけかもしれません。本当にそれで人が幸せになるかというと、違うのかなと思います。

column 3

遺伝カウンセリングと出生前検査の歴史

遺伝カウンセリングは、米国の遺伝学者シェルドン・リード博士が1947年に、「優生学を排除した遺伝学的ソーシャルワークのようなもの（a kind of genetic social work without eugenic connotations）」と提唱したのが始まりとされている。

ここでいう優生学とは人種の改良を目的とした学問で、20世紀前半に先進国で広まり、ホロコーストでユダヤ人など少数民族を大量虐殺したナチスの優生政策につながった。遺伝カウンセリングは優生学と一線を画して、「遺伝病に直面する患者や家族が、遺伝や社会心理的問題を理解して病気に対処しようとすることに対するサービスとして発達」（『出生前診断 受ける受けない誰が決めるの？ 遺伝相談の歴史に学ぶ』山中美智子、玉井真理子、坂井律子編著、生活書院、2017年）してきた。

1960年代に妊娠中の女性の羊水を採取して胎児の染色体の本数を調べる

羊水検査が臨床現場で始まると、女性が妊娠を続けるかどうか自律的に判断できるように検査前の十分な説明などが必要になり、米国の大学が遺伝カウンセリングの専門職を養成するようになった。

日本でも70年代に一部の病院が遺伝相談を始め、自治体でも遺伝相談サービスを提供していた。ただ、その頃は「優生保護法」（１９４８～96年）に基づいて障害者らへの強制不妊手術が行われていた時期で、「染色体異常や先天代謝異常の検索、あるいは出生前診断そのものを遺伝相談の主体と考える傾向が少なからずあった」（同書）という。今の遺伝カウンセリングの考え方と異なっていた。

遺伝医療の発展とともに専門家へのニーズが高まり、２００２年に臨床遺伝専門医が、05年に認定遺伝カウンセラーが、遺伝関係学会の資格制度としてスタートした。出生前検査のみならず、がんや難病の治療でも遺伝カウンセリングが行われるようになった。

遺伝カウンセリングの定義や実際の業務は、団体ごとにさまざまだ。ＮＩＰＴの認証制度の根拠となる「ＮＩＰＴ等の出生前検査に関する情報提供及び施設（医療機関・検査分析機関）認証の指針」（日本医学会出生前検査認証制度等運営委員会）では、こう定めている。

「遺伝カウンセリングとは、クライエント（依頼者である患者や家族）のニーズに対応する遺伝学的情報等を提供し、クライエントがそれらを十分に理解した上で自らによる意志決定ができるように援助する行為である。したがって提供すべき情報は、単なる遺伝性疾患の医学的情報や検査内容だけではなく、社会的な支援体制や倫理的問題等も含めた広汎なものとなり、心理的な対応技術も必要となる。非指示的な、共感的理解を伴う受容的な態度が重要であり、このような対応の中で、クライエント自身が問題解決能力を高めていくコミュニケーションプロセスが遺伝カウンセリングといえる」

簡単に言えば、患者や家族が自律的に判断できるよう幅広い情報提供をしつつ、特定の結論に誘導しないよう求めている。指針はさらに、臨床遺伝専門医や認定遺伝カウンセラーなどの専門職が出生前検査の遺伝カウンセリングに対応することが望ましいとし、ＮＩＰＴの遺伝カウンセリングの手順を具体的に定めている。

第5章

神様からの贈り物

無認証施設のNIPTでは多くの難病の可能性を調べている。その是非を考えるには、そうした難病を持つ子がどんな暮らしをしているのか、現実を知る必要があると私たちは考え、SNSを通じて、難病の子を持つ2組の家族と知り合うことができた。

取材を通して、「親になるとは?」「家族とは?」と深く考えさせられることになる。そして、「出生前検査とどう向き合うべきか」という問いに対して、何とか答えを見いだそうとした。

リエさんとカイ君の場合

〈寝たきりの7歳児〉

梅雨入りしているというのに、晴れ間がのぞき、海風が心地よかった。

2022年6月15日、記者はJR山陽本線の宮島口駅に降りた。名物のあなごめしの老舗店の看板が目に入った。その奥には瀬戸内海に浮かぶ名勝・宮島に向かうフェリーターミナルが見える。

新型コロナの感染がじわじわと広がっているせいか、観光客の姿はまばらだった。

タクシーから眺めると、海がキラキラと輝いて見えた。

穏やかな風景に、現実を忘れそうになった。だが、これから会う人は介護のため、厳しい日常を送っていると事前のやりとりでは聞いていた。この目でそれを確かめなければばと、我に返った。

海岸線に近い住宅街でタクシーを降りた。「こんにちは」。リエさん（40歳、仮名）は、柔らかい笑顔で自宅に迎え入れてくれた。難病で寝たきりの次男カイ君（7歳、仮名）を育てている。

「遠かったですよね。こちらへどうぞ」

自宅は木造二階建て一軒家。もともと自営業で、仕事場だった居間は広い作りだ。居間を抜け、8畳くらいの部屋に通された。転落防止柵が両脇についたベッドが目に入った。人工呼吸器を付けたカイ君が横になっていた。

カイ君の頭の上には、中学生の長男が修学旅行のお土産で買ってきたレッサーパンダのぬいぐるみと一緒に、綿棒や塗り薬などのケア用品が整然と置かれている。その奥に人工呼吸器が設置されていた。

カイ君は、17番染色体の一部の変化による難病「ミラー・ディカー症候群」だった。知的障害であることを示す療育手帳はⒶ判定、身体障害者手帳は体幹機能障害1級を取得しており、いずれも最重度の等級だ。

精神の発達は生後3カ月程度とみられるという。生活全般に介護が必要で、首も据わっていない。寝返りも自分では打てない状態だった。

「今は寝ていますね」

リエさんが言った。寝ているのか起きているのかの区別もこちらには付きにくい。だが、起きている時は少し目を開き、家族には起きていることがわかるという。

ちょうど、昼ご飯の時間だった。カイ君は、口から食べず、注射器（シリンジ）で栄養剤を胃に直接注入する。胃ろうだ。リエさんは栄養剤を注入しながら、自身の一日の流れを説明してくれた。

朝は午前6時に起床し、7時からは薬と朝ご飯を注入する。食事はそのつど、1時間はかかる。

9時ごろまでに上の子ども2人を学校に送り出すと、正午前まで仮眠を取る。昼ご飯の後は、週4日、1時間半の訪問看護サービスを利用し、カイ君を入浴させてもらっている。その間に、リエさんは食料品や日用品の買い物に出かける。午後7時に晩ご飯。午後11時にはカイ君が水分を摂る。翌午前1時にも「夜食」の栄養剤を注入し、リエさん

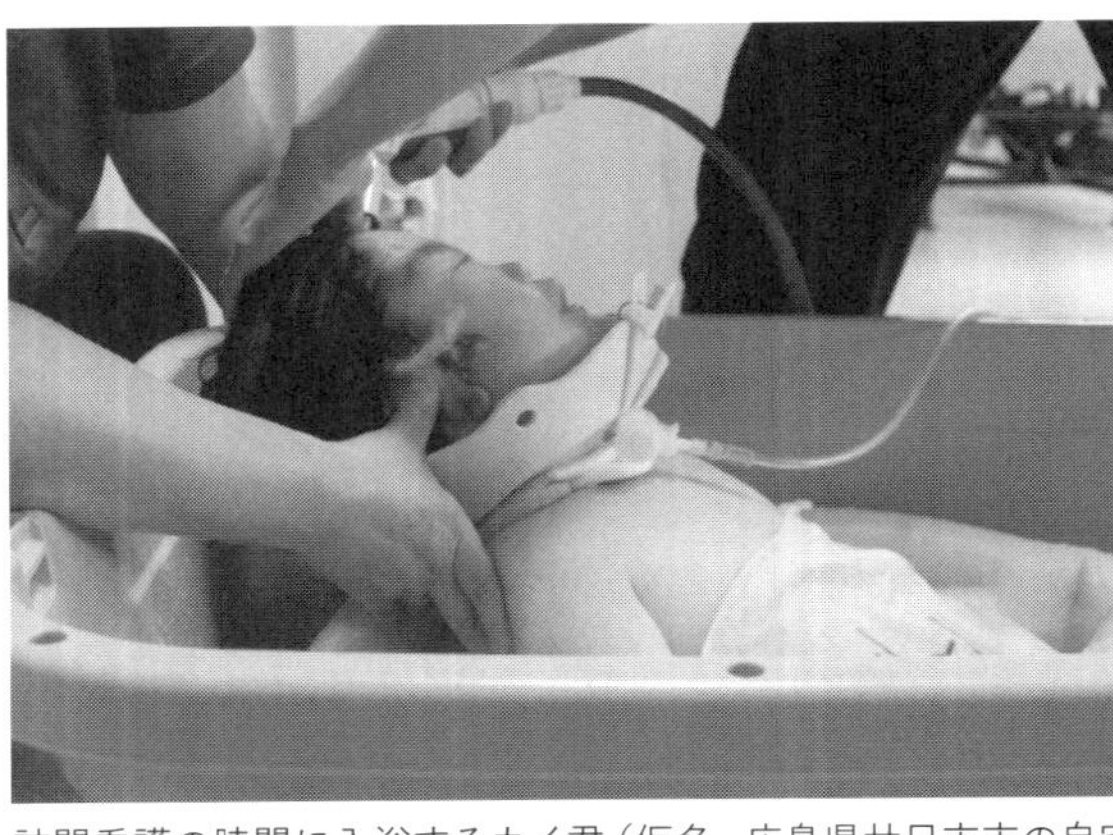

訪問看護の時間に入浴するカイ君（仮名。広島県廿日市市の自宅、2022年6月撮影、毎日新聞社提供）

は午前3時に床に就く。

一日を通し、1時間に1回くらい、痰を吸引する。3時間おきに寝返りを打たせるように、体位を変える。体調が急変することもあり、常に呼吸回数やパルスオキシメーターが示す酸素飽和度を気にしている。そのためリエさんは、しばしば夜中も目が覚めてしまう。

カイ君が寝ているベッドの隣の床に、折りたたみ式の簡易ベッドがあった。スマートフォンの充電ケーブルが延びていた。ここがリエさんの「生活空間」だ。リエさんはここで日々、つかの間の休息を取る。睡眠というより仮眠に近いだろう。

夫と長女、長男を含む5人暮らし。ただ、介護はほとんど全て、リエさんが引き受けている。これを一年中、続けている。自分の趣味や余暇の時間が入り込む余地はない。

家族がカイ君の介護をすることはほとんどないが、リエさんは「役割分担です。夫は生活費を稼いできてくれる。子どもにはできるだけ負担をかけたくないんです」

公的な支援の仕組みはどうか。医療費はわずかな自己負担で済む。ただ、訪問看護はこの地域では、昼間しか受けられない。

「週1回でも夜間の訪問看護が普及すれば、まとまった時間、寝ることができるのに」

玄関で出迎えてくれた時の笑顔は消えていた。

〈死産を覚悟〉

お腹の我が子に異変が見られたのは、妊娠28週だった。通院していた総合病院で、妊婦健診のエコー検査を受け、脳に異常が見つかった。心臓にも異常があるかもしれないということだった。

何らかの染色体の変化に起因する可能性が高いようだった。医師は言った。

「詳しく検査しないとわからないが、とても珍しい病気かもしれない」

順調だった妊娠生活から、どん底に突き落とされた気分になった。中絶が可能な21週はとっくに過ぎていた。

リエさんは現実を受け止められず、医師に食ってかかった。

「なんでもっと早くわからなかったんですか？　もっと早くわかっていたら私は堕ろしました」

診察室で泣きながら、当たり散らした。中絶させてほしいと言うリエさんを、医師は「時期的に中絶できないのはわかるでしょう」となだめた。

リエさんの頭の中に浮かんだのは「絶対無理」という言葉。

切迫早産の恐れがあって入院し、相部屋の病室で、隣のベッドの女性と、リエさんは馬が合った。その女性に、泣きながら気持ちを明かした。

「どうしよう。どうしよう」とうろたえるリエさん。女性は、優しく相づちを打ちながら話を聞いてくれた。

次の日、この女性の母親がお見舞いに訪れた。手にはケーキの詰め合わせ。箱の中にショートケーキやモンブランなどが並んでいた。「元気出してね」。気持ちを共有してくれたことがうれしかった。「一人じゃないんだ」と、リエさんは心強く感じた。

夫も「わしらの子どもなんじゃけ。ちゃんと面倒見よう。わしも頑張るし」と、言葉をかけてくれた。

「頑張ってみよう。ダメだったら誰かを頼ればいい」。そう思えるようになった。

妊娠32週に染色体を調べる羊水検査と、磁気共鳴画像化装置（ＭＲＩ）の検査を受けた。

その後、病院の一室でリエさん夫婦は、新生児科医、循環器内科医、産婦人科医らと向き合っていた。

新生児科の医師は、淡々と羊水検査の結果を告げた。17番染色体の一部に変化があることがわかったという。ＭＲＩ検査では、脳にほとんどしわのない「滑脳症」の症状がみられた。難病「ミラー・ディカー症候群」と診断された。

医師からは「9割は息をして生まれてこない」と告げられた。出産では「母体の保護を優先する」とのことだった。

リエさんはいま胎動を感じている。間違いなく生きている。だが、出てきた時に生きている確率は低いという。現実として受け止められなかった。

「この子がお腹で生きているうちに家族と過ごしたい。家に帰ります」と言い張るリエさん。医師が何とか説得し、ようやく入院を継続することになった。

「お腹の子どもが死ぬかもしれない」という不安から、リエさんはたびたび混乱した。死産を覚悟し、インターネットで検索して柩の購入先を決めた。

覚悟をもって臨んだ出産の日、2015年2月22日は、生涯忘れ得ない日になった。カイ君はお腹から出てきた時、仮死状態だった。だが医師らが蘇生措置を施すと、息を吹き返した。

分娩台で横になるリエさんのそばに、医師が赤ん坊を抱えてきた。

「よく頑張ったね。ありがとう」。リエさんが声をかけ、ほおに触れた。するど、赤ん坊は元気な泣き声をあげた。

「生きて会えて良かった」。リエさんはこれまでにない「命の重み」と感動を味わった。そして決心した。

「この子の生を全うさせてやりたい。必ずこの子を守っていこう」

〈**過酷な介護**〉

睡眠不足で疲労が溜まる状況でも、熱心に介護をするリエさん。だが、過去には一度、くじけてしまったことがある。

出産4カ月後にカイ君が退院すると、自宅での介護が始まった。リエさんは栄養剤の注入、痰の吸引、入浴などに追われた。飲み込んだものが肺に誤って入ってしまう誤嚥の恐れがあり、痰の吸引を15分～30分おきにしなければならない。

カイ君は風邪をひきやすいほか、てんかんの発作も現れ、入退院を繰り返した。入院しても、病院が全てのケアを引き受けるわけではなかった。子どもの入院には親が同室で付き添うことが多々ある。リエさんの場合も、病院は治療をするが、痰の吸引を含むケアや、身の周りの世話はリエさんがした。

小さい子ども用のベッドに添い寝し、毎食コンビニの弁当を食べた。1回の入院は1週間から10日程度だったが、疲れは溜まった。

当時、長女は10歳、長男は8歳。まだまだ母親との触れあいを求めてきて、子育てに手がかかった。リエさんは、2人にも、もっと接してあげたいと思っていた。しかし、カイ君は体調の好転と悪化を繰り返した。多い時は月に2回入院した。徐々に精神的に削られていく思いだった。

ちょうどカイ君の1歳の誕生日を過ぎ、入院していた時だった。

「もう無理です。家では見られません」

リエさんは、病室に診察にきた医師に音を上げた。もう体力も気力も限界だった。

病室が空くのを待ち、その後1年に及ぶカイ君の長期入院生活が始まった。介護を含めて病院に委ねた。

この期間は、リエさんにとって体を休めるだけでなく、カイ君と一緒に過ごす覚悟を決める大事な機会となった。

いったんは、気を紛らわすために、仕事を始めた。広島市内の観光施設での案内の仕事で、人と話すのは楽しかった。しかし、「何かあったらどうしよう」「泣いてるかな」とカイ君のことが頭を離れず、仕事に集中できなかった。

仕事の帰りに病院に立ち寄った。抱っこすると表情をゆるませるカイ君を見て、自宅で面倒を見られないことに罪悪感を覚えた。帰り際の泣き声には後ろ髪を引かれた。

確かに体は楽になったが、心は楽にならなかった。3カ月で仕事を辞めた。

その後、リエさんは自宅で寝起きしつつも、毎日、朝から晩まで病院で一緒に過ごすようにした。自宅から病院までは片道1時間弱かかる。カイ君に会えないのは不安だったし、自宅で面倒を見られないことに対する罪悪感もあった。再度、自宅へ迎え入れるにあたって、痰の吸引などの方法を忘れたくもなかった。

ただ、「何よりも一日中、この子のことが頭から離れず自然と足が向いた」というのが大きかった。

リエさんは自身の生い立ちを振り返っていた。

両親は3歳の時に離婚し、物心ついた時には母親はそばにいなかった。顔も覚えていない。リエさんを引き取った父親は仕事が忙しく、小学2年生までは親元を離れて、遠くに住む祖母の手で育てられた。

リエさんの10代、20代は荒れに荒れた。夜に遊びに出ては、明け方に帰ってくる生活を送った。自宅に帰らないこともしばしばだった。

20歳で結婚し、20代前半に長女と長男を出産した。母親とはどういう存在なのか実感として理解できず、お手本もいなかった。その姿は想像するしかなかった。優しくて、温かい、いつも味方になってくれて、おいしいご飯を作ってくれる母になろうとした。だができたのは、ご飯を作ることだけだった。いら立ちのあまり、子どもをきつく怒ってしまうこともあった。

夫に子どもを預け、家に帰らず、夜通し遊び回ることもあった。好きなアーティストのコンサートに出かけては数日間帰らなかったことも。

「とにかく自分の楽しみを優先する人生を送っていた」

カイ君を身ごもった時、一つの転機が訪れたと思った。

―これが母親として生きていける、最後のチャンスかもしれん。ここで生きる道を修正しなければ、私は母と同じになってしまうかも」

小さい時の自分は「さみしくて、かわいそうな子ども」だった。同じ思いを我が子にさせてはならないと思った。「私は母親になる」。心に決めた。

次男のカイ君が生まれると、これまでの自分と決別したかのように、熱心に子育てに取り組んだ。自宅にいる時間が長くなると、長女と長男とも触れあう時間が増えた。

「母親になれた」と思った。

いま病室で、リエさんの目の前にカイ君が横になっている。「ここで我が子を病院に押しつけたら、自分の母と同じになってしまう」

長女や長男は、リエさんがカイ君にどう接するか、見ているだろう。カイ君に向き合う姿を見せることで、2人が親になった時に「親とは何か」というものを感じ取ってほしくもあった。

妊娠した時の「母親になる」という誓い。それを今一度、思い出していた。自分の中で気持ちがまとまった。

「連れて帰ります」。医師に告げた時、入院から1年が経っていた。

〈失われる体の機能〉

「あ、あ」

リエさんのスマートフォンには、カイ君の高く細い声が録音されている。聞くたびに「かわいい」と思う。だがこれは2歳になる直前のもの。いまはもう生で声を聞くことはできない。

唾液が誤って気管の方に入り、誤嚥性肺炎を繰り返さないよう、２歳の時に咽頭と気管を分離する手術を受けたのだ。この時は肺炎になっていて体調が悪い時期だった。「命」と「声」を天秤にかけた結果とはいえ、苦渋の決断だった。

さらに、６歳の時には呼吸する力が弱くなり、人工呼吸器を装着した。てんかん発作も増えつつあった。カイ君の体の機能はどんどん失われ、体調は悪化していた。

そんな中でもリエさんは、カイ君と人とのつながりを、何とか保とうとしている。

取材の途中、特別支援学校のオンライン授業があった。新型コロナウイルスの流行までは、教員が自宅を訪問し、出張授業をしていた。新型コロナの流行が続いていたこの時は、オンライン授業だった。

授業は毎週1回、10分程度。「こんにちは」。複数の女性教諭が、タブレット端末の画面越しに、大きくはっきりとした声で呼びかけた。

この日の授業では、同級生がカイ君のためにオシロイバナの種を植え、水やりの様子を画面越しに見せていた。

「はやく芽を出せオシロイバナ、はやく芽を出せオシロイバナ」

途中、先生が歌を歌う時は、リエさんがリズムに合わせて、カイ君の手を握って振ってあげた。

教諭もリエさんも、カイ君を楽しませようとしていた。カイ君はわずかに目を開いていた。

「本当ならもっと同年代の子と触れあいたいんですよね。その方が楽しめるでしょ」

てんかん発作の増加に伴って、少し前に薬を増やした。カイ君は、一日20時間は寝ている状態になった。起きている時間は貴重な時間だった。

〈生きるとは〉

カイ君にどんなふうに生きてもらいたいと思っているのだろうか。

リエさんは言葉を選ぶように話し始めた。

「起きている時間を延ばして、喜怒哀楽を増やすことですね。抱っこしたら、すごくうれしそうに笑うし、パクパクと口も動かす。何か少しでも、楽しいと思える時間を確保してあげたいと思っています」

そして少し考え、また続けた。

「ここまで生命の危機が何度もありました。でも、生き永らえているというのは、やっぱり本人が生きたいと思っているんだと思います。もしかしたら本人は、私なんかが想像もつかないくらい、しんどいかもしれない。少しでも苦痛を和らげて、寿命を全うさせてやりたい」

そう話すと、カイ君の頭や体を優しくさすった。

スースーという人工呼吸器の音は一定のリズムを刻んでいた。いつの間にか、カイ君は寝たようだった。

「この子が生まれる前、私たち家族は本当に自分勝手だったんです。みんながみんな自分の事しか考えてなかった。今まで『ご飯を早く作ってよ』と言っていた子どもたち。今では、この子のケアを優先していいと言うんです。人を思いやる心を家族全員に持たせてくれて家族が良い方向に変わった。この子は本当に神様から家族への贈り物だと思います」

リエさん自身も、誰かを優先することを、大人になってようやく覚えたという。家族がカイ君を優先することで、人に対する思いやりが生まれ、自然に家族が協力するようになった。

「この子が家族の中心になった。家族って、誰かが困っていたら、自然に手を差し伸べて助け合い、寄り添う。そういうものだと、わかったんです」

〈検査の是非〉

遺伝性の疾患を持つ当事者や家族の声から、拡大する出生前検査について考えようと取材に来たのだった。カイ君の難病「ミラー・ディカー症候群」は、ＮＩＰＴに関する日本医学会の指針では認められていない検査項目だ。一方で、無認証の医療機関の中には、同症候群も検査するとうたうところもある。

カイ君に愛情を注ぐリエさんはどう思っているのだろうか。意外とも思える言葉が返ってきた。

「私は（出生前検査で病気が）わかった方が良かったです。産む、産まないの選択の余地があるし、産むんだったら気持ちの整理もできる。今生きているお母さん、お父さん、きょうだいがより良い生活をしていくために受けるのは理解できる」

そうした選択には「命の選別」との声がある。だがリエさんはこの言葉に違和感を覚える。

自分はお腹の子の病気がわかった時には、中絶可能な期間は過ぎていた。産むことしかできない状況だった。その後、介護を一身に背負い、夫も家計を支えている。

「もし、私の娘が同じような状況になったら『今回は諦めよう』って声をかけると思う」

障害や病気を持つ子を育てるのは、想像よりもずっとずっと大変で、自分や家族の人生をかけていかなければいけない。家族に覚悟がいる選択になる。

「どちらの選択をしても責められない世の中になってほしい」

当事者の言葉が持つ重みを感じた。

〈希望〉

継続的にリエさんと連絡を取るうち、暮らしぶりは大きく変わってきた。

「生活を楽しめてます」

２０２４年3月、リエさんは変わらぬ明るい声で、こう語るようになった。

家族が協力して介護したり、福祉施設に短期間預けたりすることで、リエさんは仕事や趣味の時間を持てている。

現在は、契約社員として事務の仕事をしている。働くのは主に、夫や長女が仕事や高校から帰ってきた夕方からの時間帯だ。その間は、夫や長女がカイ君のケアをしている。

「カイのケアを私が主に引き受けていることは、基本的には変わりません。身体的な負担は変わりません。ただ、仕事は気晴らしにもなるし、気持ち的には負担は減りましたね」

また月に1、2泊くらい福祉施設に預けられるようになった。その間はぐっすり眠れ、時には旅行にも行けるようになった。

「カイの人生はもちろん大事。でも家族にも人生があります。障害を持った家族がいる場合も、負担を感じない社会になれば、検査で染色体の変化がわかっても悩む人は減るだろうと思います」

少しずつだが、家族や社会の支え合いは深まってきていると希望を感じた。

キミカさんとミエちゃんの場合

〈元気そうな家族〉

ＳＮＳを通じてつながったもう一人の当事者を訪ねた。

大阪・梅田から電車やバスを乗り継ぎ約1時間、神戸市北区の高台に、集合住宅が建ち並んでいた。２０２２年6月のある日、記者が敷地内に入ると、足元で3匹のコガネムシが戯れるように、お互いの体を上ってはひっくり返っていた。自然があって都市部にも近く、子育てしやすい地域だった。

「いくで」

駐車場に車が止まると、元気な女性の声がした。後部座席から長男（4歳）と長女（3歳）を降ろすと、キミカさん（26歳、仮名）は、子どもたちを自宅に入るように促した。

長女ミエちゃん（仮名）は、7番染色体の変化による「ゼーツレコッツェン症候群」と診断されている。発達の遅れや両足の親指の変形、左目の奥の腫瘍、頭蓋骨の異常が主な症状として現れた。だが、ミエちゃんは疾患の影響を感じさせないくらい軽やかに、ひょいひょいと階段を上がっていった。

自宅の居間で椅子に座った記者を、ミエちゃんは興味深そうに見つめた。キミカさんにはスナック菓子をねだった。

穏やかに見える一家。だがこれまでの歩みは平坦ではなかった。

２０１９年６月27日、ミエちゃんは誕生した。すぐに看護師から赤ちゃんの頭頂部にある骨と骨とのひし形のすき間「大泉門《だいせんもん》」が膨らんでいると言われた。ＭＲＩと血液検査では問題は見つからなかった。だがキミカさんは、ミエちゃんの垂れ下がった左目のまぶたや、両足の親指の形に違和感を覚えた。

「なにかあるのかな」

気になり続けた。

生後４カ月の健診で、両足の親指が外反母趾のように大きく曲がっていると言われた。大阪府内の病院で整形外科を受診すると、足の親指が２本以上に分かれている多合趾症《たごうし》と診断された。

翌年５月、突発性発疹と発熱があった。熱は40度近くまで上がり、熱性けいれんを起こし救急搬送された。１週間入院し、その間に受けたＭＲＩで、左目の裏に腫瘍が見つかった。

さらに、紹介された病院で再度ＭＲＩを撮ると、いくつかに分かれているはずの頭蓋骨がくっついて脳の成長を妨げる「頭蓋骨縫合早期癒合症」が見つかった。脳が通常通り成長できるよう頭蓋骨を切り離し、骨と骨の隙間を作る手術をする必要があった。放っておけば、脳は狭い頭蓋骨内で成長ができなくなる恐れがあった。

次々と判明する身体症状に、キミカさんは不安が募った。

1歳の誕生日を迎えた時、大阪府内の病院の遺伝診療科で、血液を採取し染色体検査をした。検査結果が出るまでしばらくかかるとのことだった。

翌月、脳外科を受診した後のことだ。事務員に「遺伝カウンセラーから話をしたい」と伝えられた。既に日は傾き、待合室にはほかに誰もいなかった。

遺伝カウンセラーがただならぬ様子で駆け込んできた。

「お話があります。来週、来てください」

低い声で、抑揚なく言った。

「なんかあったんやろな」。キミカさんは遺伝カウンセラーの表情から察した。キミカさんの不安は膨らんでいった。

「1週間待つのはしんどい。今言ってもらえませんか?」

「医師からでないと伝えられないんです」

遺伝カウンセラーは申し訳なさそうな表情を浮かべ、大きく首を横に振った。

キミカさんは遺伝カウンセラーの後ろ姿を見つめた。頭がズンと重くなる感覚を覚えながら、ミエちゃんを抱きしめていた。

自宅に戻ってからも、検査結果のことが頭から離れなかった。「何かあるんやろか」。落ち着かずに病院のホームページを開いた。遺伝診療科のページには、主な検査対象疾患が載っていた。

ミエちゃんと似た症状が出る病名を探した。ダウン症候群、ターナー症候群、ウィリアムズ症候群など数十の遺伝子疾患を全て調べた。一部の症状が合うものはあっても、ぴったり当てはまるものはなかった。怖くなった。

子どもたちが寝静まった後、泣きながら母子手帳を開いた。成長曲線では、標準に収まっていた。順調に成長しているようにも思えた。

「遺伝性の疾患は、ないのではないか」「いや、何か言われるのではないか」。気持ちは日々揺れ動いた。

落ち込むキミカさんに夫が声をかけた。

「悩んでも仕方ない。なるようになる。大事に育てよう」

その言葉に、救われた気持ちになった。


〈告知前夜の決意〉

医師の話を聞く前夜。キミカさんは不安で寝付けなかった。

母子手帳にミエちゃんへの思いを綴った。かわいいと思える日常の仕草を思いつくまま書いた。

生まれてきてくれて本当にありがとう。やっと整理できた気持ちを書きます。全てがかわいくて食べたい♡　これからもパワフルかあちゃん続けさせてね♡

文字に書き出すことで覚悟は固まった。「もう大丈夫」。自分に言い聞かせ、眠りについた。

翌日、病院内の一室に入ると、遺伝診療科の医師と遺伝カウンセラーの2人が待っていた。机の上に置かれている書類が目に入った。

「結果が出ました。ちょっと引っかかったみたいです。ゼーツレコッツェン症候群です」

医師は落ち着いた口調で言うと、机の上の文書を渡した。

病気についての説明資料だった。7番染色体「短腕21領域」の変化で、2万5000人〜5万人に1人にみられるという。症状については、頭蓋骨縫合早期癒合症、軽度から中等度の発達の遅れ、弱視などと書かれていた。珍しい疾患のため、病院のホームページには載っていなかったのだろうと思った。

説明を聞いてキミカさんは、むしろすっきりとした気分になっていた。「病名がついたことで起こりうることに対応できる」

翌月からミエちゃんは、2カ月にわたり入院した。頭蓋骨の手術のためだった。頭蓋骨を切り離し、固定するため4カ所にボルトを入れた。この手術では、左目の裏の腫瘍も取り、良性とわかった。

入院中、頭部のボルトを回して一日2ミリずつ、骨の間の隙間を空けていった。最終的に3センチの隙間を空け、そこに骨が形成されるのを待つことになった。

ボルトは入れたまま退院した。成長とともに歩けるようになったミエちゃんは、転んだ時の頭の衝撃を和らげるため、クッションのような帽子をかぶった。それでもキミカさんは、転んだ時にハラハラする生活を数カ月送った。

翌年1月、頭部のボルトを取る手術に臨んだ。足の手術も受け、親指に2本あった骨を1本取り除いた。

4カ月健診で足の親指の異常が見つかり、頭蓋骨の異常も手術可能な段階でわかった。「手術で治療ができたことは幸いだった。慢性的な症状なら治療期間はもっと長くなっただろう」と思えていた。

この手術の後は、月に一度の通院で済んでいる。

「日常生活で気を遣うことは少なくなりましたね。少し転びやすいところはありますが、ほかの子どもと同じように育っていると思います」

不安は少なくなっていった。

〈新たな命で検査は？〉

記者の目の前で、3歳になったミエちゃんはスナック菓子をほおばっている。元気そうだ。野菜入りのスナック菓子に、「ふりかけみたい」と、愛らしく話しかけた。

ミエちゃんは毎日、保育園に通っている。友達と楽しそうに遊び、帰り際には「かっか（お母さん）だっこ、してー」と甘える。2歳半ごろから発語が始まり、急に言葉が増えた。三つの言葉をつなげた3語文を話すようになった。

ミエちゃんのことが可愛くて仕方がないという。

「2年前の自分には『どうにでもなる』と言ってあげたいです。どんな状況でも可愛いって感じることができて、母親としても自信がつきました」と目を細めた。

キミカさんはお腹に新たな命を宿している。第3子だ。出生前検査は受けたのか尋ねた。

「受けてないです。どんな子が生まれても、受け入れて育てます。自分が望んでお腹に宿った命だから。検査を受ける必要はないと思っています」

迷いなく言い切るキミカさんに意志の強さを感じた。

実はキミカさんは大家族で育った。4人姉弟の長女で、看護師として夜勤もこなす母親の代わりに、祖母が夕ご飯やお弁当を作ってくれた。姉弟はいまも仲良しだ。そんなことから、キミカさんはたくさん子どもを産み、育てたいと願ってきた。

テレビアニメを見る子どもたちから、笑い声が上がった。その輪にさらに３人目も加わるのだろう。

いつの間にかミエちゃんは、キミカさんの膝に上がって抱っこされていた。

「望んで自分の所にきてくれた命だから産まない選択肢はないです。生きてるだけ、笑ってくれればいい」。そう話すキミカさんはすっきりとした表情だった。

一方でこうも話した。

「もちろん、それぞれの家庭の状況があります。検査を受けることや中絶する選択をした方の判断は尊重したいです」

〈頑張った証〉

キミカさんはミエちゃんが生まれた後、月に1、2回、小中高校で子育ての経験を語っている。母親の活躍の場を考えるNPO法人「ママの働き方応援隊」のプログラムの一環で、講師として長男とミエちゃんを連れて訪問する。

妊娠中のエコー写真や赤ん坊の時に着ていた肌着を見せ、出産の経験や子育ての魅力を伝える。必ず話すのはミエちゃんのことだ。ミエちゃんの足の手術痕を見せ、遺伝子疾患を持って生まれたことを説明する。

子どもたちは真剣な様子で聞いてくれる。「頑張っているね」と声を掛けてくれ、育てるキミカさんが褒められることもある。キミカさんは「私たちだけが話せる体験がある。遺伝子疾患があっても元気に頑張って生きていることを伝えたい」と話す。

2024年3月、オンラインでキミカさんと向かい合った。膝の上に赤ん坊が乗っていた。「一番下の子です」。既に1歳半になった次女は元気に育っているという。6月で5歳になるミエちゃんの近況を聞いた。保育園でも楽しそうに友達と遊んだり、一日にあったことをキミカさんに教えてくれたりする。長男とはよくケンカもするようになった。

一方で、再び頭蓋内を広げる手術をすることになりそうだという。医師からは「多ければ、あと2回手術をする可能性がある」と告げられた。

日常生活では大きな問題はないが、靴を左右反対に履いたり、Tシャツを前後逆に着たりする。発達で心配な面も出てきている。

また手術の痕のため、左目のまぶたが垂れている。

今後、他の子どもから、からかわれるかもしれない。でも、その時には「1歳の時に手術を頑張ったんやで」と胸を張って答えられるようになってほしい。頑張って生きてきた証だ。

おわりに

取材班のメンバーにとって、忘れられない言葉がある。

「社会に否定されて、排除されるようだ」

ある染色体の変化をもつ当事者に、出生前検査についてどう思うか尋ねたところ、返ってきた答えだ。

この方は、出生前検査を全面的に否定しているわけではない。もし、妊娠中に胎児の染色体の変化がわかって、出産前の準備に役立つのであれば、メリットはあるかもしれない。だが、中絶を選択する人はおり、検査を心理的に受け入れ難いのだ。

現実に、出生前検査で、お腹の赤ちゃんに生まれつきの病気があるとわかると、多くのカップルが中絶を選択している。国内のデータでは、2021年8月までにNIPTを受けて胎児の21トリソミー（ダウン症候群）が確定した1034人のうち、9割近い899人が中絶を選んだ。残りは、出産前に胎児が死亡した人が97人で、妊娠を続けた人は38人にとどまった。

日本では、刑法により人工妊娠中絶は原則禁止されている。一方、母体保護法により、「妊娠の継続又は分娩が身体的又は経済的理由により母体の健康を著しく害するおそれのあるもの（者）」に該当すれば、配偶者の同意を得て、中絶が認められる。胎児の病気や障害を理由にした中絶は明文で認められているわけではないが、この規程を適用して中絶手術が行われているのだ。

こうした状況から、出生前検査を「命の選別」と批判する意見はある。一方で、検査を受けるかどうか、妊娠を続けるかどうかは女性とパートナーの問題であり、自己決定権が守られるべきという考えもある。

私たち取材班の間でも、出生前検査への考え方は分かれていた。

メンバーの一人は、取材を始めた当初、検査に拒否感を持っていた。このメンバーには子どもがいる。もし妻が妊娠した際に検査を受けて、結果が陽性だったら、中絶について考えたかもしれない。そうやって想像することすら嫌悪感を覚えたし、怖さも感じていた。

だが、取材を通じて考え方は変わっていった。

あるとき、出生前検査で陽性となり、経済的事情などで中絶した女性を喫茶店で取材した。女性は大事そうに持っていた胎児の小さな手形と足形を見せてくれた。中絶から約1年が経っていたが、日々持ち歩いている。

「いまだに自分の判断が正しかったかわからない。生まれていたらどのような子だったのか」

女性は人目をはばからず涙を流した。罪悪感と向き合い、日々葛藤していた。

難病の子を育てる保護者への取材も、考えるきっかけになった。第5章に登場したリエさんは、睡眠時間を削りながら、寝たきりの息子の介護を続けている。息子を「宝物」と表現するが、出生前検査については「より良い生活をしていくために受けるのは理解できる」と言う。

2人の女性に話を聞き、その身に自分を置き換えて考えてみることで、検査を受けた人、検査を必要とする人の気持ちも理解できるようになった。

もう一人のメンバーは対極的だった。

なかなか子どもに恵まれず、不妊治療を続けた。体外受精をしては失敗を繰り返し、妻は涙をこぼした。医師に着床前検査を勧められ、わらにもすがる思いで利用した。これは体外受精でできた受精卵を調べて、染色体の変化がないことを確認する検査だ。すると、間もなく子どもを授かった。こうした経緯から、生殖に関わる検査全般に肯定的な感情をもっていた。

ところが、染色体の変化をもつ当事者を取材し、冒頭に記したような言葉を聞くと、目が覚めるようだった。その口調は穏やかだが、命を排除することもある出生前検査について懸念し、怒気を帯びている。どんな人でも排除せず、受け入れる社会になることを願っていた。当事者の立場から突きつけられた言葉は重かった。

それから取材班のメンバーの間で何度も話をしたが、何か答えが出たわけではない。ただ、ＮＩＰＴや羊水検査を受けた女性を取材する中で、それぞれが子育て、仕事、家計などの事情を考え、産むかどうかの結論を出していることを知った。「その意思決定は、果たして安易な中絶だと後ろ指をさされるものなのだろうか」。そう考えるようになっていった。

本書では、妊娠した人がどんな思いでＮＩＰＴを受け、陽性という結果が出たときにどんな状況になるのか、取材した結果を克明に描いた。とりわけ焦点を当てたのは、無認証施設で拡大する検査項目だ。幅広く病気を調べられることは魅力的に映るかもしれないが、多くの項目は国内で検査精度が検証されていない。そうした検査で陽性が出るとどういう状況が待ち受けているか、知ってほしいという思いだった。

「妊婦が知りたいから検査をやっている」。そう説明する無認証施設もある。ただ、極めてまれな染色体や遺伝子の変化となれば、どれほど正しく調べられるのか。日常生活にほとんど支障のない染色体の変化を調べる意義はあるのか。もし陽性となったときに、女性とパートナーが自分たちだけで、短時間で正しく病気や検査精度などを理解し、納得できる判断をすることは難しい。

遺伝や難病の専門家があまりいない無認証施設で、検査結果を正しく説明し、適切な遺伝カウンセリングをできるのか。こうした点が担保されていなければ、もし陽性となったときに、検査の利用者は混乱するかもしれない。

認証施設側にも課題はある。第2章で登場した大学病院のように、妊婦に対して横柄な態度を取る医師はいる。タブレットで説明を済ます病院もある。大学病院などと連携してNIPTを提供するクリニックが増え、カウンセリングの質をどう維持するかが重要になる。科学技術の発展とともに、認証施設でも新たな検査法が加わり、対象項目は拡大していくだろう。意思決定の適切な体制が維持できているか、フォローし続けていく必要がある。

本書のもとになったのは、2022年7月〜9月に毎日新聞で掲載した「拡大する出生前検査」だ。この連載を再構成して同年11月8日に「LINE NEWS」で配信した記事「『私はなにを』…1年後も続く罪悪感　新型出生前診断（NIPT）は命の選別か、それとも希望か」は、2023年の「LINEジャーナリズム賞」の大賞に選ばれた。

本書は、ＮＩＰＴを利用した方、難病児を育てる方の体験を中心に作り上げた。陽性となったときの心境や判断の過程についてお話しいただいた。また、全国の医療機関の皆様には、難解な遺伝子疾患の解説から遺伝カウンセリングのノウハウまで詳しく伺った。１００人以上の方々に取材のご協力をいただいたことに、厚く御礼申し上げたい。

執筆にあたり、新潮社の岡倉千奈美さんには「最初の読者」として貴重なご助言をいただいた。取材から出版まで、惜しみなく支援してくれた毎日新聞の同僚に感謝の念は尽きない。

新たな家族を迎えるという人生の節目に、生まれてくる子どもが温かく家族や社会に迎えられるように願いたい。

２０２５年１月　　毎日新聞取材班一同

【毎日新聞取材班メンバー】

原田啓之（はらだ・ひろゆき）　社会部記者
2005年入社。くらし医療部で、新型コロナ対策やゲノム医療など取材。共著に『オシント新時代　ルポ・情報戦争』（毎日新聞出版）。

村田拓也（むらた・たくや）　宇都宮支局次長
2009年入社。松山支局、京都支局、大阪社会部、くらし科学環境部。警察や厚生労働省を担当。「8050」世帯の孤独死や新型コロナの自宅療養死など取材。

寺町六花（てらまち・りっか）くらし科学環境部記者
2018年入社。福島支局で福島第1原発事故の被災地を取材。現在、生殖医療や生命科学を中心に取材。

熊谷豪（くまがい・ごう）　くらし科学環境部デスク
2002年入社。くらし医療部、長野支局次長。阪神・淡路や東日本の大震災、戦後補償を中心に取材。現在、医療を担当。

【主な参考文献】

『成人ターナー女性』藤田敬之助監修・著、甲村弘子著／メディカルレビュー社／2007年
『22q11.2 欠失症候群ガイドブック』大澤真木子、中西俊雄監修他／中山書店／2010年
『遺伝子医学MOOK別冊　遺伝カウンセリングハンドブック』福嶋義光編／メディカルドゥ／2011年
『いのちを選ぶ社会　出生前診断のいま』坂井律子著／NHK出版／2013年
『医事法講座第5巻　生殖医療と医事法』甲斐克則編／信山社／2014年
『出生前診断　出産ジャーナリストが見つめた現状と未来』河合蘭著／朝日新書／2015年
『出生前診断、受けますか？　納得のいく「決断」のためにできること』NHKスペシャル取材班、野村優夫著／講談社／2017年
『出生前診断 受ける受けない誰が決めるの？　遺伝相談の歴史に学ぶ』山中美智子、玉井真理子、坂井律子編著／生活書院／2017年
『選べなかった命　出生前診断の誤診で生まれた子』河合香織著／文藝春秋／2018年
『強制不妊　旧優生保護法を問う』毎日新聞取材班著／毎日新聞出版／2019年
『遺伝子医学28号　特集：周産期の遺伝医学』関沢明彦他著／メディカルドゥ／2019年
『出生前診断の現場から　専門医が考える「命の選択」』室月淳著／集英社新書／2020年
『ルポ「命の選別」　誰が弱者を切り捨てるのか？』千葉紀和、上東麻子著／文藝春秋／2020年

『周産期医学51巻5号　特集：これからの出生前遺伝学的検査を考える』周産期医学編集委員会編／東京医学社／２０２１年
『周産期医学51巻増刊号　周産期医学必修知識（第９版）』「母体血を用いた胎児遺伝学的検査（ＮＩＰＴ）」（執筆・左合治彦）周産期医学編集委員会編／東京医学社／２０２２年
『臨床婦人科産科 Vol.76 No.1　今月の臨床：産婦人科医が知っておきたい臨床遺伝学のすべて』医学書院／２０２２年1月・2月合併増大号
『When They Warn of Rare Disorders, These Prenatal Tests Are Usually Wrong』Sarah Kliff, Aatish Bhatia／The New York Times／２０２２年1月１日掲載
『生殖技術と親になること　不妊治療と出生前検査がもたらす葛藤』柘植あづみ著／みすず書房／２０２２年
『産婦人科診療ガイドライン　産科編２０２３』日本産科婦人科学会、日本産婦人科医会編・監修／日本産科婦人科学会事務局／２０２３年
『産婦人科の実際72巻09号　特集：図解　産婦人科医のための臨床遺伝学必修知識Ⅱ』金原出版／２０２３年
『シリーズ：大学生の学びをつくる　生命の倫理学』三崎和志他著／大月書店／２０２３年
『週刊東洋経済』「妊婦が本当に望む検査とは何か？　出生前検査　無認証施設の拡大は止まらない」（執筆・河合蘭）／東洋経済新報社／２０２４年7月6日号